走进本草博物世界

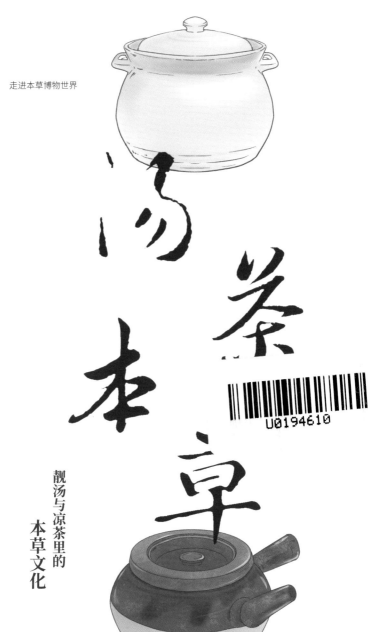

汤茶本草

靓汤与凉茶里的
本草文化

本草博物 丛书主编

吴孟华 主编

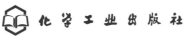

化学工业出版社

·北京·

内容简介

　　煲汤与凉茶是岭南地区人民的传统饮食，其中蕴含的中医药本草博物学知识广博。本书根据春、夏、秋、冬四季时令特色和男、女、老、幼不同人群的生理特征，从保健入手，讲解不同物候不同人群适宜的健康汤、茶，并选取岭南地区典型特色汤、茶，依据《本草纲目》等古典医书中的本草记载，将汤、茶中常用中药的本草博物知识进行分解，讲解其中本草的来源、功效、配伍、食用方法与注意事项，将中国博大精深的传统中医药文化以通俗易懂的方式进行普及，能提高学生及普通大众对中医药文化的认知和对健康的关注。

图书在版编目（CIP）数据

　　汤茶本草: 靓汤与凉茶里的本草文化/吴孟华主编.— 北京: 化学工业出版社, 2021.1 （2021.6重印）
　　（走进本草博物世界）
　　ISBN 978-7-122-38312-9

　　Ⅰ.①汤… Ⅱ.①吴… Ⅲ.①食物本草 Ⅳ.
① R281.5

　　中国版本图书馆 CIP 数据核字 (2021) 第 002478 号

责任编辑: 李　丽　　　　　　　　装帧设计: 续断中医
责任校对: 边　涛

出版发行: 化学工业出版社 (北京市东城区青年湖南街 13 号 邮政编码 100011)
印　　装: 北京缤索印刷有限公司
710mm×1000mm　1/16　印张 8¼　字数 120 千字
2021 年 6 月北京第 1 版第 2 次印刷

购书咨询: 010-64518888　　　　　　售后服务: 010-64518899
网　　址: http://www.cip.com.cn
凡购买本书, 如有缺损质量问题, 本社销售中心负责调换。

定　　价: 39.80 元

丛书学术顾问	赵中振　曹　晖
丛书主编	本草博物

《汤茶本草：靓汤与凉茶里的本草文化》编写人员

主编	吴孟华
副主编	杨　锐　梅全喜　杨得坡　范文昌
策划	舒秀明
本草图片	陈虎彪
本草三字经	刘纪青
参编	（按姓氏拼音先后排序）

陈秋娟	陈奕斌	顾家城	韩东生	金　铮
赖南沙	李汉生	李少勤	李　英	林惠斌
刘　靖	刘少珊	刘潇潇	卢　颖	骆玉珍
单百灵	史超齐	王　斌	王颢颖	王善刚
魏胜利	问　丽	向大庆	徐　龙	胥善峰
闫兴丽	于　淼	曾海鸥	曾庆钱	张采青
赵红宇	周海利	周天利	周耀强	万　芳

"中医药学包含着中华民族几千年的健康养生理念及其实践经验，是中华文明的一个瑰宝，凝聚着中国人民和中华民族的博大智慧。"

《本草纲目》是科学的史诗，也是实用的宝典。

《本草纲目》的内容，讲了中国人的一天、一年、一生，涉及了谁都会遇到的生、老、病、死问题。李时珍教您怎么吃、怎么喝、怎么睡，如何辨认身边的中药，如何用这些药，也教您如何培养好的生活习惯。

岐黄有术，本草无疆。我们今天学习纪念李时珍，不会停留在500年前。我们应当以更加宽阔的视野、博大的胸怀，将世界传统医药学的宝贵经验兼容并蓄。

本草的世界，世界的本草。

中医药的种子已经撒向了世界，愿中医药之花开遍全球。

—— 赵中振

指导顾问简介

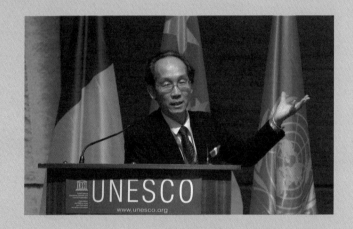

赵中振

香港浸会大学中医药学院讲座教授
北京中医药大学特聘教授

　　兼任中国药典委员会委员、中国中医科学院中药研究所生药研究中心主任、香港卫生署荣誉顾问、美国药典委员会草药专家委员会委员等职。

　　赵教授长期从事本草学、中药鉴定学和世界传统药物学研究，积极推动中医药文化普及与传播，为中医药文化的国际传播做出了突出贡献，被誉为"中医药文化传播的国际使者"。

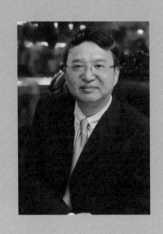

曹晖

暨南大学岭南传统中药研究中心主任
国家中药现代化工程技术研究中心主任
国家级中医药专家学术传承导师
兼任国家药典委员会药材与饮片第一专委会副主任委员

长期从事中药学科研工作，主要研究方向包括本草文献及中药鉴定、饮片炮制、资源质量评价、中药工程技术和产品开发。

主持完成国家重点研发计划、科技攻关（支撑）计划、"863"计划、国家发改委高新技术示范工程项目、工信部中国制造 2025 提升工程项目等 80 余项国家和省部课题，获省部级奖 20 余项。

编纂出版学术著作 20 余部，发表专业论文 250 多篇；获得授权国际和中国发明专利 30 余件，开发中药新药与保健食品 12 个。

先后获得中央组织部直接掌握联系高级专家、全国首届中医药传承高徒奖、科技部中药现代化科技产业基地建设先进个人、科学中国人 2016 年度人物、中国产学研创新成就奖等荣誉。

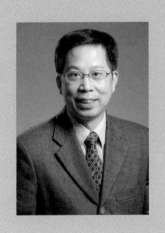

陈虎彪

香港浸会大学中医药学院教授、中药课程主任
原北京大学药学院教授
兼任日本金沢大学合作教授
香港中医中药发展委员会委员

　　陈虎彪教授长期从事药用植物学、中药资源学及中药质量评价与质量控制研究，发表研究论文 220 余篇，主编或参编专著、教材、辞典 70 余部，获奖多项。业余喜爱植物与花卉摄影，作品见于众多植物学与中药学著作，并创建有"药用植物图像数据库""中药材图像数据库""中草药化学图像数据库""中药方剂图像数据库"网站。

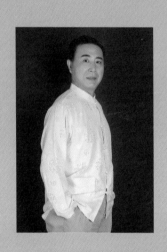

刘纪青

笔名：诗青

教授、主任中药师

主任中药师，毕业于北京中医药大学

现任职于深圳市中医院中药制剂中心

"中医药与诗词相结合"创始人

"本草博物"联合创始人

中国科普作家协会会员

英文版《信息通报》诗画中药签约作者

中国中医药出版社签约作者

中国科学技术出版社（暨科学普及出版社）签约作者

2019 年中国北京世界园艺博览会签约作者

出版中医药诗集《路边俯拾遍地香》《诗香本草》
《中医经典·诗文诵读版》

创作歌曲：《本草歌》《方剂歌》《天使之歌》《白
衣曲》等

主编简介

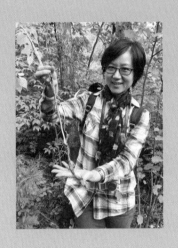

吴孟华

暨南大学岭南传统中药研究中心副教授
本草读书会秘书长
广东省药学会岭南中草药资源专业委员会秘书长
中国药学会药学史分会委员

　　主要从事生药学、本草学、中药鉴定学、中药炮制学的教学和科研工作，主要研究方向为生药质量评价与资源开发、本草考证。先后主持了国家发改委中药标准化项目、广东省中医药管理局项目，并参与香港中药材标准化项目、国家自然科学基金项目等。参与《炮炙大法点评》《当代药用植物典》《中药材鉴定图典》《中国药学文物图集》《"一带一路"中医药文物图谱集》等10余部学术专著的编写工作，其中2部担任主编，7部担任副主编，多部著作获国家级奖项。

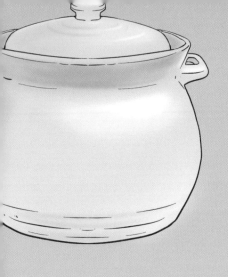

目录

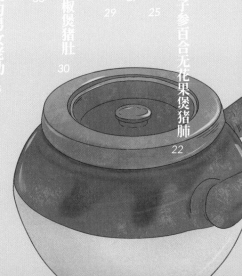

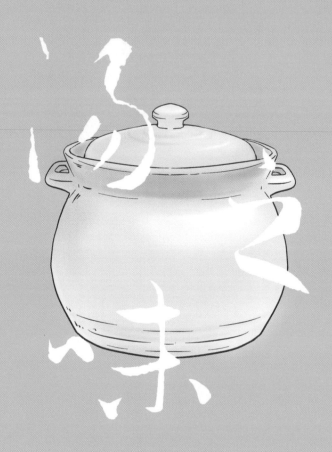

PART 1

品味靓汤里的
本草真意

靓汤文化里的
中医药

　　人类饮食文化源远流长，而汤文化则是其中璀璨的明珠。中国八大菜系鲁、川、粤、闽、苏、浙、湘、徽，各具鲜明的地方风味，也均有各自汤的品种，但粤菜煲汤最具代表性，其能将"汤"煲得出神入化。

　　粤菜的靓汤，来自大酒楼也好，出自茶餐厅也罢，甚或各家各户每日所煲，无不是把健康调理运化于饮汤之中，达到食疗养生的境界。

　　广东地处岭南，降水充沛，气候温暖，常年湿热。古代的岭南，对中原人来说算得上是凶险之地，因为这里的湿热邪气，常常让初来乍到的人难以适应。可是，南粤先民却能在这片土地上世世代代繁衍生息，安居乐业，并创造出底蕴丰厚的岭南文化，这当中煲汤文化功不可没。

在广东，一年四季有不同的汤，例如春季粉葛赤小豆煲鲮鱼清热祛湿，夏季霸王花罗汉果煲龙骨清解暑热，秋季太子参百合无花果煲猪肺润肺养阴，冬季胡椒煲猪肚驱寒养胃。

　　又有适合男女老幼的汤，工作压力大导致失眠的爸爸喝党参葛根麦冬排骨汤最适合；当归补血汤可以调理妈妈的气血，自带美颜；老人家喝三七煲鸡汤，能活血化瘀，预防心血管疾病；糯稻根泥鳅汤则能很好地改善小朋友体虚多汗的症状。

　　煲汤，赋予了岭南人对家更深更浓的情义。

靓汤里的
春夏秋冬

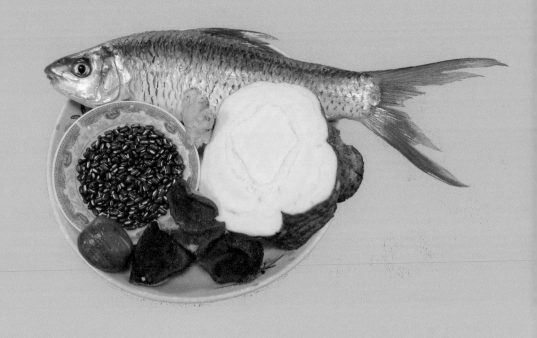

春・粉葛赤小豆煲鲮鱼

对于四季常青、繁花似锦的岭南来说，春回大地似乎没能给人带来花红柳绿的惊喜，然而，万物的确更能在春天迸发出勃勃生机。

从一树火红的木棉花开，到黄艳艳的黄花风铃木，再到红花绿叶的鸡冠刺桐，都是花的世界。

在岭南的春天，你可见过金黄色落叶铺满道路的别样风景？大叶榕，一种岭南地区常见的行道树，树冠如巨伞一般。春季的雨，在岭南常常延绵不断，大叶榕吸饱了雨水，新的叶迫不及待地要"后浪推前浪"了。每一片叶的新生，都会顶掉一片老叶，使之脱落。片片落叶，汇成了城市里的黄金大道。

这个季节，人们也同样是吸饱了水的，空气湿度高，脾胃不佳、倦怠、肢体酸软，都是湿邪困身的体现。粉葛通经活络，陈皮健脾燥湿，赤小豆利水消肿，都是春季祛湿的首选材料。

代表靓汤　粉葛赤小豆煲鲮鱼

配料　粉葛、赤小豆、陈皮、蜜枣、生姜、鲮鱼等

功效　清热祛湿

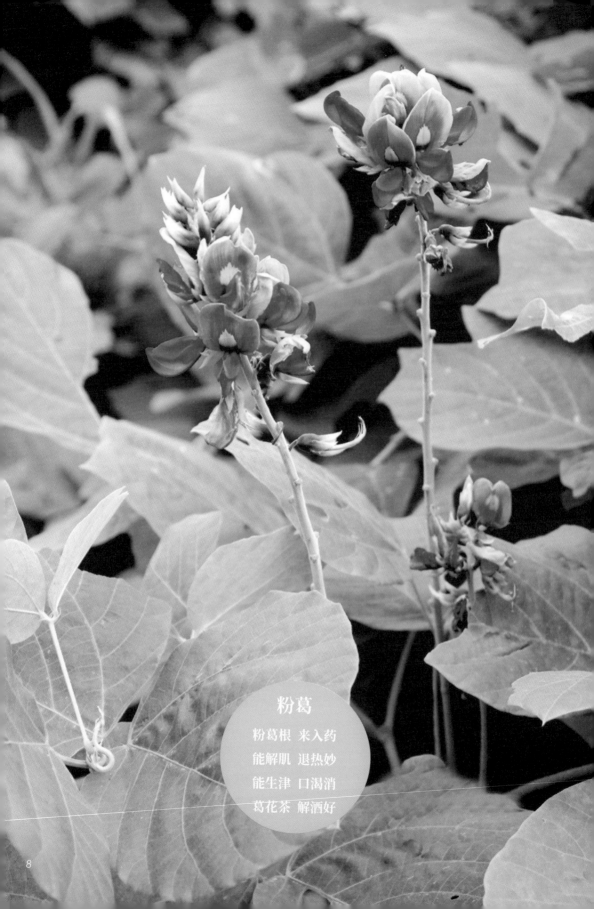

粉葛

粉葛根　来入药
能解肌　退热妙
能生津　口渴消
葛花茶　解酒好

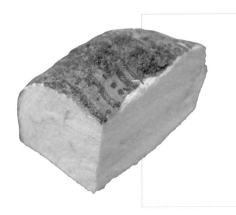

性味	甘、辛，凉
归经	脾经、胃经
功效	解肌退热、生津止渴、 透疹、升阳止泻
基原	豆科植物甘葛藤 *Pueraria thomsonii* Benth. 的新鲜根

新石器时代中晚期的良渚文化和仰韶文化中已出现纺织技术。如果问中国最早的纺织品是什么，大多数人会回答"麻布、丝绸"。20世纪70年代初，江苏吴县草鞋山新石器时代遗址出土葛布残片，距今约6000年，是中国最早的纺织品实物。《史记》："夏日葛衣，冬日鹿裘。"所以，这个问题的准确答案是"葛布"。

葛就是这样神奇的一种植物，茎皮可织成葛布，制作葛衣；根可食用、药用，也可提取淀粉制成葛粉。粉葛煲汤，常常用鲜品，它能解肌退热，生津止渴，透疹，升阳止泻，通经活络，还能解酒毒。无论外感发热，还是项背强痛，粉葛都能很好地解决，所以它便成了岭南街市的必卖之品。

葛，能吃也能穿

葛有两种，粉葛和葛根。粉葛淀粉多，通常家种，来自植物甘葛藤；葛根纤维多，以前常为野生，来自植物野葛。

《本草纲目》中，两种葛均列入"葛"下，明确指出了野生与家种之分。两种葛的藤蔓均可用于制作葛布，缝制夏季的葛衣。其中，粗布葛衣叫"绤"，细布葛衣称"绨"。

葛有野生，有家种。其蔓延长，取治可作绨绤。

—— 《本草纲目·草部·葛》

赤小豆
Vigna umbellata Ohwi et Ohashi

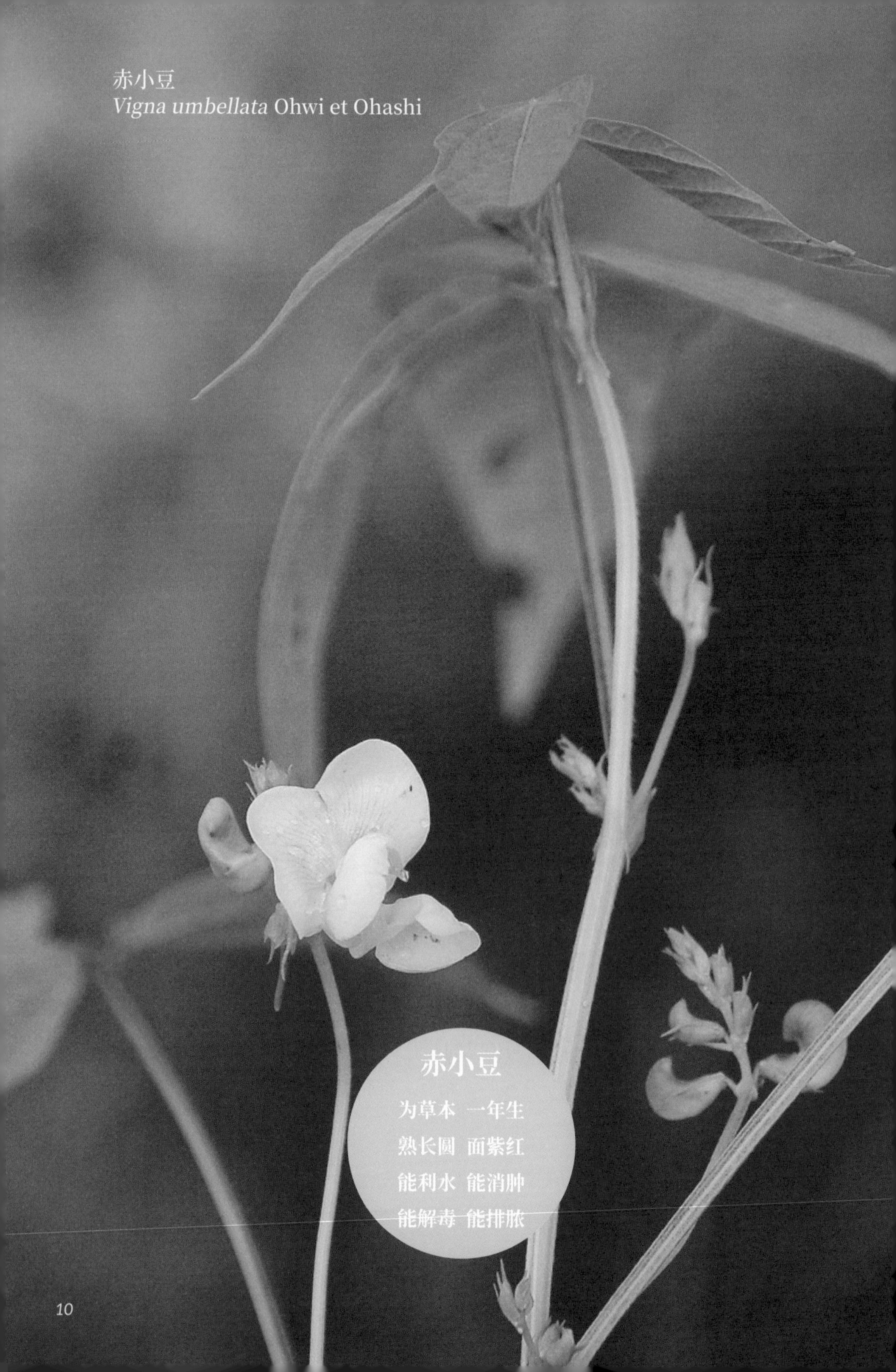

赤小豆

为草本　一年生
熟长圆　面紫红
能利水　能消肿
能解毒　能排脓

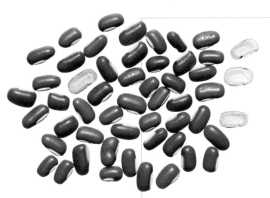

性味　甘、酸，平
归经　心经、小肠经
功效　利水消肿、解毒排脓
基原　豆科植物赤小豆 *Vigna umbellata*
Ohwi et Ohashi 或赤豆 *Vigna angularis*
Ohwi et Ohashi 的干燥成熟种子

　　岭南有个著名的甜品，红豆沙，是一种千变万化的存在。可以是糖水，比如陈皮红豆沙、豆沙双皮奶；可以是各种糕点的馅料，比如豆沙月饼、豆沙面包，甚至是豆沙雪糕。《中国药典》收载中药赤小豆，其下有两种植物基原：赤小豆和赤豆。植物赤豆的成熟种子，俗称"红豆"，便是以上各种红豆沙的原材料，食用居多；而植物赤小豆的成熟种子，药用为主，就是最常见的中药"赤小豆"了。

　　赤小豆是利水要药，能利水消肿，解毒排脓。煲汤时，赤小豆十分常用，对于水肿胀满、脚气浮肿、风湿热痹、痈肿疮毒功效极好。煲汤和做甜品，岭南人对两种"赤小豆"有严格的区分，绝不用错。

赤小豆能长期服用吗

　　赤小豆色紫红而小，故得名"赤小豆"。民间不少验方都用到赤小豆，用法简单，效果明确。不仅能内服，还可外用。《本草纲目》里就记载许多赤小豆外用的验方，还说"此药治一切痛疽疮疥及赤肿，不拘善恶，但水调涂之，无不愈者"。

　　然而，赤小豆能够长期内服吗？当然不能。《本草纲目》里引陶弘景的话，指明赤小豆也是有副作用的。

弘景曰：小豆逐津液，利小便。久服令人肌肤枯燥。

—— 《本草纲目·谷部·赤小豆》

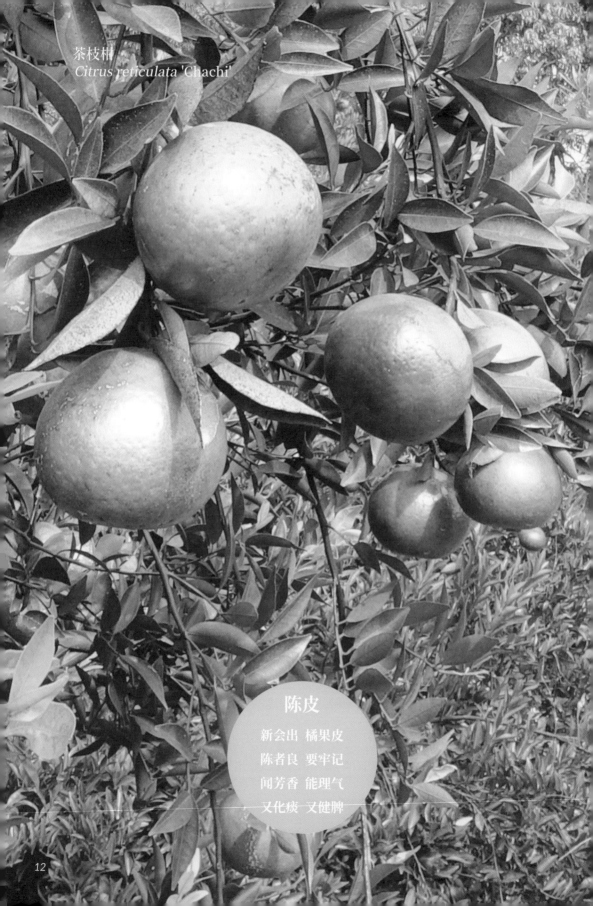

茶枝柑
Citrus reticulata 'Chachi'

陈皮

新会出 橘果皮
陈者良 要牢记
闻芳香 能理气
又化痰 又健脾

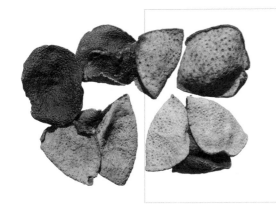

性味　苦、辛，温

归经　肺经、脾经

功效　理气健脾、燥湿化痰

基原　芸香科植物橘

Citrus reticulata Blanco

及其栽培变种的干燥成熟果皮

在岭南人的眼里，只有新会陈皮，才算得上真正的陈皮。作为广东省立法保护的 8 种道地中药材之一，新会陈皮通常称为"广陈皮"。"三水融通、咸淡交融"的独特地理环境，成就了新会陈皮与众不同的香气与药效。"陈"，意味着对储存时间的要求。存放超过三年，才是真正意义上的陈皮。储存过程中，陈皮的香气不断地转化而富有层次，由果香，到清香，到醇香，再到药香。如果超过 20 年，那就是珍品了。

煲汤，煮糖水，又或泡茶，取的就是陈皮独特的香气和功效。陈皮能理气健脾，燥湿化痰，用于脘腹胀满、食少吐泻、咳嗽痰多。从清宫医案中也能发现，御医开方，会指定用新会陈皮，以保证疗效。

道地药材才是好药材

道地药材，是指经过中医临床长期应用优选出来的，产在特定地域，与其他地区所产同种中药材相比，品质和疗效更好，且质量稳定，具有较高知名度的中药材。广东的道地药材很多，其中广陈皮最具代表性，以广东新会产最为道地，历代本草多有记载。《本草纲目》里也强调了广陈皮的道地性。

今天下多以广中来者为胜，广西者次之。

—— 《本草纲目·果部·橘》

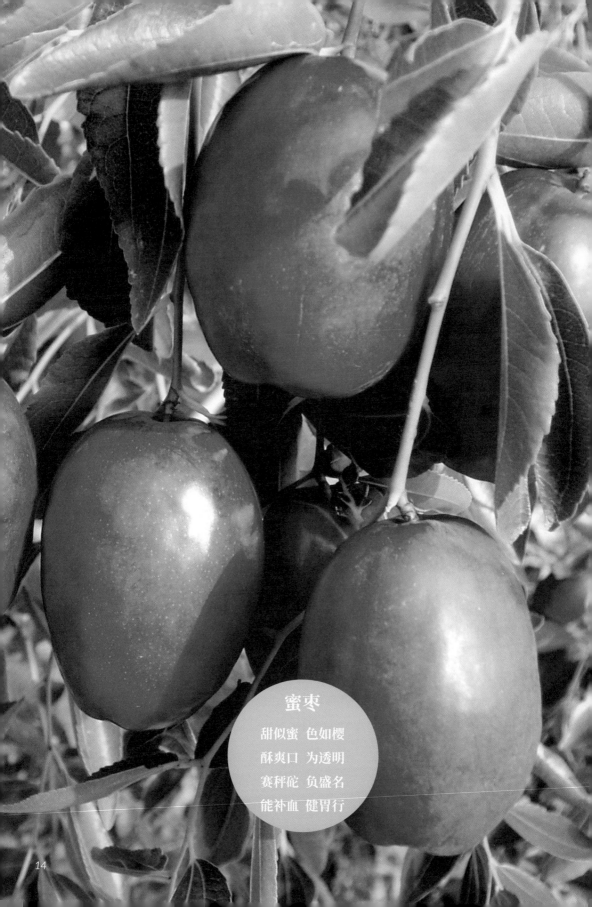

蜜枣

甜似蜜　色如樱
酥爽口　为透明
赛秤砣　负盛名
能补血　健胃行

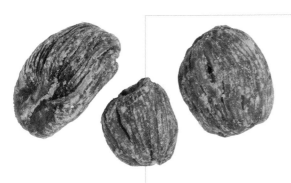

蜜枣

性味	甘，温
归经	脾经、胃经、心经
功效	补中益气、养血安神
基原	鼠李科植物枣

Ziziphus jujuba Mill. 的近成熟
果实经糖煮干燥所得的制品

《素问》言枣为脾之果，脾病宜食之。谓治病和药，枣为脾经血分药也。若无故频食，则生虫损齿，贻害多矣。

——《本草纲目·木部·枣》

枣，是中国种植历史最悠久的果树之一。作为暖温带树种，南方几乎见不到枣树，可是这并不影响岭南人对枣的喜爱。

大家都知道关于枣的一个典故——囫囵吞枣，说的是因为怕枣伤牙，有个人自作聪明地把枣整个吞下去，认为不用牙齿嚼就好了。这个典故用来比喻对事物不加分析思考，笼统地接受。

大枣果实近成熟，表皮还是青色时采摘下来，趁鲜在枣的表皮划出均匀细密的刀痕，再放入白糖水中煮透、晒干，就成了蜜枣。蜜枣是岭南人煲汤最常用的材料。蜜枣煲成汤，就不用担心"囫囵吞枣"了。甘草，又称国老，因它能调和诸药。蜜枣，算得上岭南煲汤界里的国老。在蜜枣的调和下，各种煲汤药材和谐共处，汤从而鲜甜可口，丝毫不会像中药汤剂那样难以下咽。

吃枣应适可而止

鲜枣是常见水果，干枣是常见干果、药材。民谚有云"一日吃三枣，青春永不老"，在此影响下，好多人就把枣当成了一种健康零食。近年还流行枣夹核桃，大枣补血，核桃补脑，两者合二为一不仅结合了功效，口感也十分互补而富有层次。

然而，我们再细品"囫囵吞枣"的典故，里面说吃枣损齿，这一点在《本草纲目》里也得到了强调。李时珍引用《素问》的内容指出，在不必要的情况下，枣吃得太频繁，的确有害。

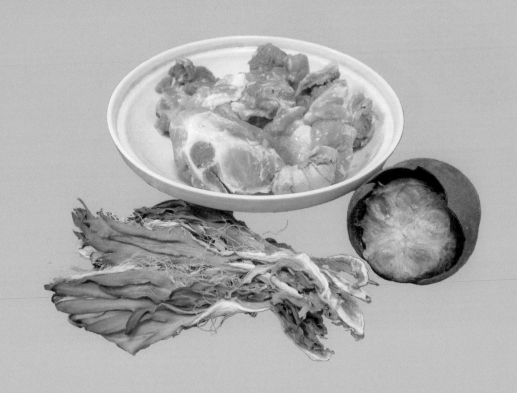

霸王花罗汉果煲龙骨·夏

说起中国的四大火炉城市，历年来，常有不同的版本，夏季的气温是入选的直接标准。不论哪个版本，广州却从未位列其中。难道是广州的夏天不够热吗？如论温度，的确很难超过 40℃，但论体感，广州的热，只有身临其境，才能有深切体会。

入夏之后，热带及亚热带洋面上一个接一个的热带气旋，为岭南地区带来了丰沛的降雨，每次降雨之后还没来得及凉快，紧跟而来的是气温的一次次攀升，所以，岭南的夏季是暑与湿并存的。即便是 30℃左右，盛湿之下，皮肤总是黏黏腻腻的，让人暑热难耐。

传统的广东人，认为冷饮冰凉易生痰湿、伤脾胃，转而从煲汤中寻找清解暑热的良方。霸王花、罗汉果均能清热解暑，是夏季祛暑的佳品。

代表靓汤　霸王花罗汉果煲龙骨

配料　霸王花、罗汉果、生姜、龙骨（或排骨）等

功效　清解暑热

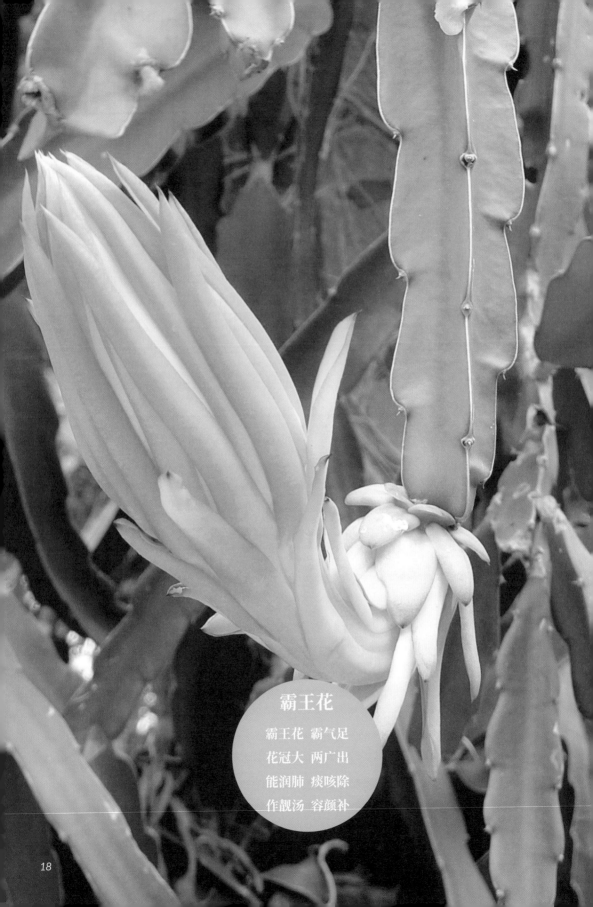

霸王花

霸王花 霸气足
花冠大 两广出
能润肺 痰咳除
作靓汤 容颜补

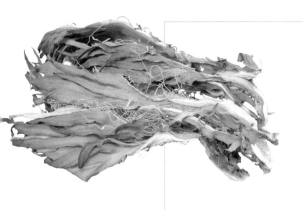

性味	甘，微寒
归经	心经、小肠经
功效	清热润肺、止咳
基原	仙人掌科植物量天尺
	Hylocereus undatus (Haw.)
	Britt. et Rose 的干燥花

霸王花
bawanghua

霸王花，名副其实，在花类药材中，它的身姿霸气十足，算得上个头最大的了。霸王花来自仙人掌科植物量天尺，连它的原植物名也那么霸气，好似可以把天都丈量一下。

量天尺引种到中国超不过 400 年，流行开来也是近几十年的事。它的到来，得到了岭南人的热烈欢迎。花，晒干后用来煲汤，能清热润肺，除痰止咳，可谓清补佳品。果，富含纤维和葡萄糖，清甜多汁，就是岭南著名的水果——火龙果了。

经过农学家的驯化，原本在中国结实率极低的量天尺，现在也能硕果累累了。目前的量天尺已分化为两类栽培品系：以收获霸王花为目的的，植株更高大，只开花，不结果；以收获火龙果为目的的，植株偏小，通常嫁接在根系发达的量天尺植株上，花小了很多，却能结出大大的火龙果。

霸王花是仙人掌吗

一说起仙人掌，大家的脑海中都会浮现出一种带刺的、绿色的、扁扁的肉质茎的样子。霸王花的原植物量天尺，也是一种仙人掌，带刺的肉质茎呈三棱形。

在《岭南采药录》中，量天尺的形状得到了准确的描述。

此植物颇类火秧簕，但火秧簕茎方形，而此则茎三角形而较大。

——《岭南采药录·量天尺花》

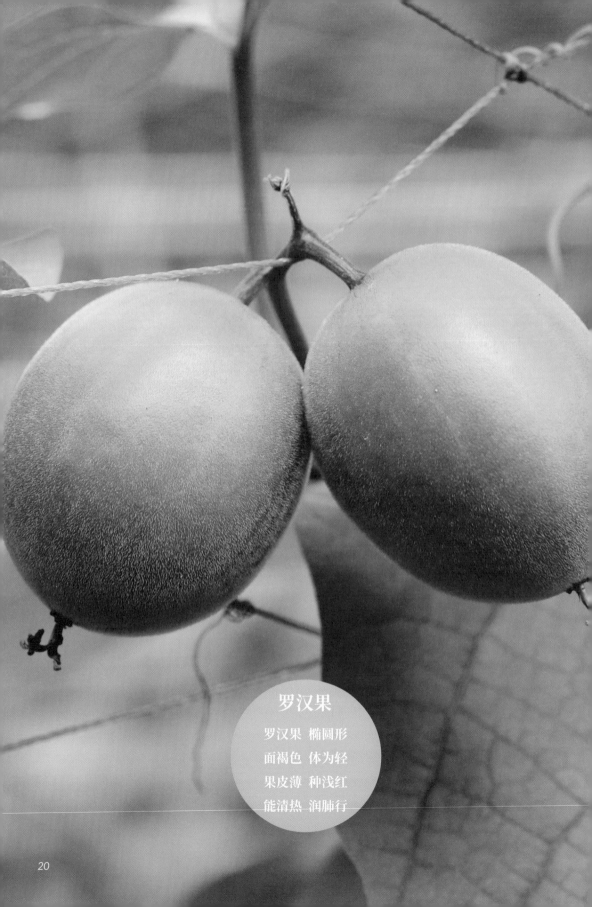

罗汉果

罗汉果 椭圆形
面褐色 体为轻
果皮薄 种浅红
能清热 润肺行

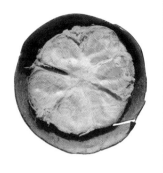
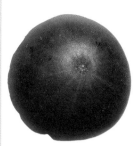

性味	甘，凉
归经	肺经、大肠经
功效	清热润肺、利咽开音
基原	葫芦科植物罗汉果
	Siraitia grosvenorii (Swingle)
	C. Jeffrey ex A. M. Lu et Z. Y. Zhang
	的干燥果实

"团团硕果自流黄，罗汉芳名托上方。寄语山僧留待客，多些滋味煮成汤。"宋代诗人林用中一首《赋罗汉果》，表达了他对罗汉果的赞誉。

喝过罗汉果茶的人都知道，罗汉果甜。罗汉果能清热润肺，利咽开音，滑肠通便，对肺热燥咳，咽痛失音，肠燥便秘效果很好。

岭南道地药材之一的化橘红，以胎果入药为佳，能理气宽中，燥湿化痰，对咳嗽痰多效果很好。也许是一个巧合吧！乍一看，罗汉果和化橘红胎不论大小、形状，还是颜色，都十分相似。不过，罗汉果善治热咳，化橘红善治寒咳，可不能用错了！

罗汉果什么时候进入本草

一直以来，罗汉果都被当作果茶、煲汤的原料之一，直到民国《岭南采药录》，才正式作为药物收录。

《岭南采药录》里记载的就是罗汉果煲汤，用于治疗咳嗽的方法。

理痰火咳嗽，和猪精肉煎汤服之。

—— 《岭南采药录·罗汉果》

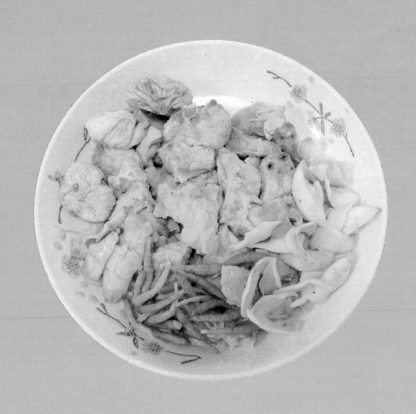

秋 · 太子参 百合 无花果 煲猪肺

经过的春夏长达半年多的湿润洗礼，大约在十月中下旬，岭南的秋终于姗姗地，来了。

秋的到来，并非意味着凉，太阳还是一如既往地火热。那是什么告诉我们秋天来到了呢？是早晚带着一丝丝凉意的北风，是空气湿度的明显下降。

对于旅居岭南的北方人来说，秋季是这里最舒服的季节。而对于岭南人来说，长期习惯了高湿度的环境，秋季的感觉似乎只剩下燥了。燥邪最易伤肺，口干舌燥、干咳少痰成了秋季的主要问题。

太子参益气润肺，百合养阴润肺，无花果清热生津，"润"，是这个季节汤水的主要职责。

代表靓汤
太子参百合无花果煲猪肺

配料
太子参、百合、无花果、生姜、猪肺等

功效
润肺养阴

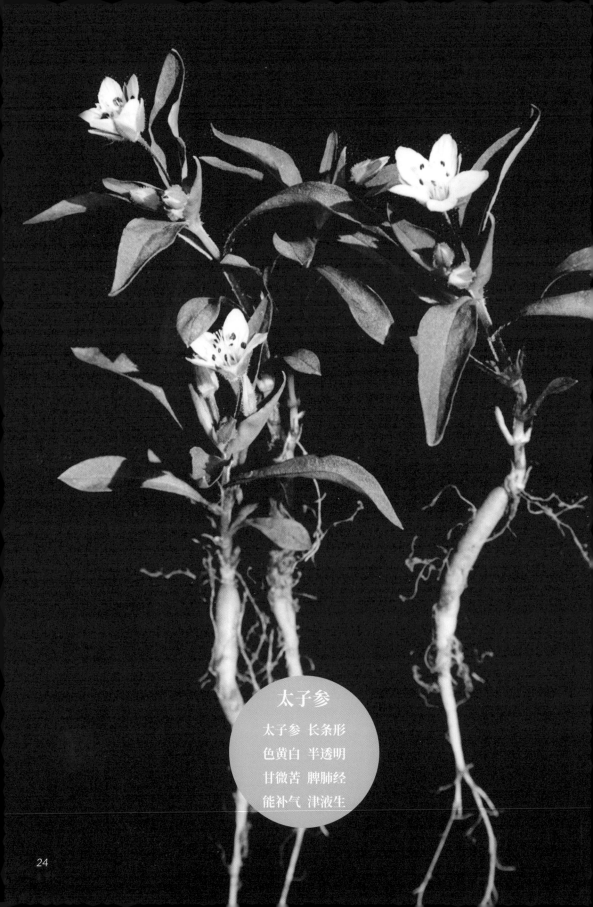

太子参

太子参　长条形
色黄白　半透明
甘微苦　脾肺经
能补气　津液生

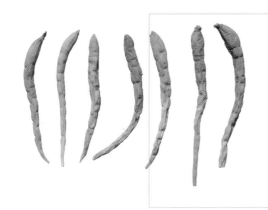

性味	甘，微苦，平
归经	脾经、肺经
功效	益气健脾、生津润肺
基原	石竹科植物孩儿参
	Pseudostellaria heterophylla
	(Miq.)Pax ex Pax et Hoffm.
	的干燥块根

　　我们常说，中医药文化历史悠久，源远流长。中药是不是都历史悠久呢？不一定。太子参就是一个"年轻"的中药。虽然年轻，但并不代表它功效平平。

　　太子参性质平和，能益气健脾，生津润肺，是中医界和食疗界的宠儿，多用于脾虚体倦、食欲不振、病后虚弱。常说儿童不能吃补药，可即便是儿童，太子参也很适用，尤其针对小儿虚汗，太子参效果极好。一说，正是因为太子参善治小儿虚汗，故而得此名。

太子参是人参的太子吗

　　叫参的药材很多种，人参、西洋参、沙参、党参、太子参……如果从名字来看，是不是觉得，太子参是百草之王人参的儿子呢？可以说是，也可以说不是。

　　据《本草纲目》记载，长得像人形的人参，就是孩儿参，清《本草从新》里则称幼嫩的人参为太子参。但现在的孩儿参为石竹科植物，根入药称为太子参，与人参无关了。太子参的用药历史很短，有明确记载的仅几十年。

人参，体实有心而味甘，微带苦，自有余味，俗名金井玉阑也。其似人形者，谓之孩儿参，尤多赝伪。

—— 《本草纲目·草部·人参》

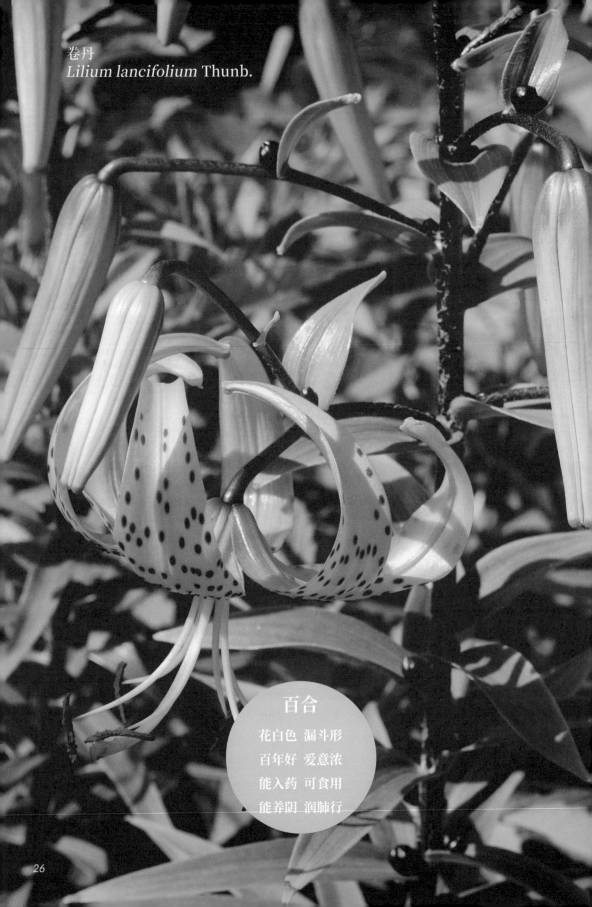

卷丹
Lilium lancifolium Thunb.

百合

花白色 漏斗形
百年好 爱意浓
能入药 可食用
能养阴 润肺行

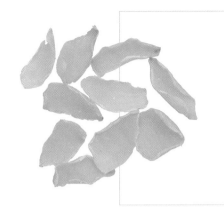

百合

性味	甘，寒
归经	心经、肺经
功效	养阴润肺、清心安神
基原	百合科植物卷丹 *Lilium lancifolium* Thunb.、百合 *Lilium brownii* F. E. Brown var. *viridulum* Baker 或细叶百合 *Lilium pumilum* DC. 的干燥肉质鳞叶

百事合心，百年好合！百合花，很难有人能拒绝它。它象征发自肺腑的祝愿，它拥有清新脱俗的外表，它更散发沁人心脾的幽香。连陆游也爱百合花，"更乞两丛香百合，老翁七十尚童心"。

百合以地下部分的肉质鳞叶入药，也入食用。好的百合，鳞叶干燥后瓣形曲线优美，色泽洁白或宝黄，形似龙牙，又有"龙牙百合"的美誉。百合能养阴润肺，清心安神，如有阴虚燥咳、失眠多梦的症状，百合就可以用起来了。

百合长什么样子呢

百合花，大家都熟悉它的样子。可是，它的地下部分长什么样子呢？其实，从名字我们可以看出端倪。《本草纲目》说，百合是许多鳞瓣聚合在一起的。百片鳞瓣聚合，这不就是"百合"吗？

古人以鳞叶的形态特征来命名百合，某种程度上也反映出，最早人们用百合，是取地下部分食用和药用，后来才注意到它的花那么美，便又把它培育成了观赏植物。

百合之根，以众瓣合成也。

——《本草纲目·菜部·百合》

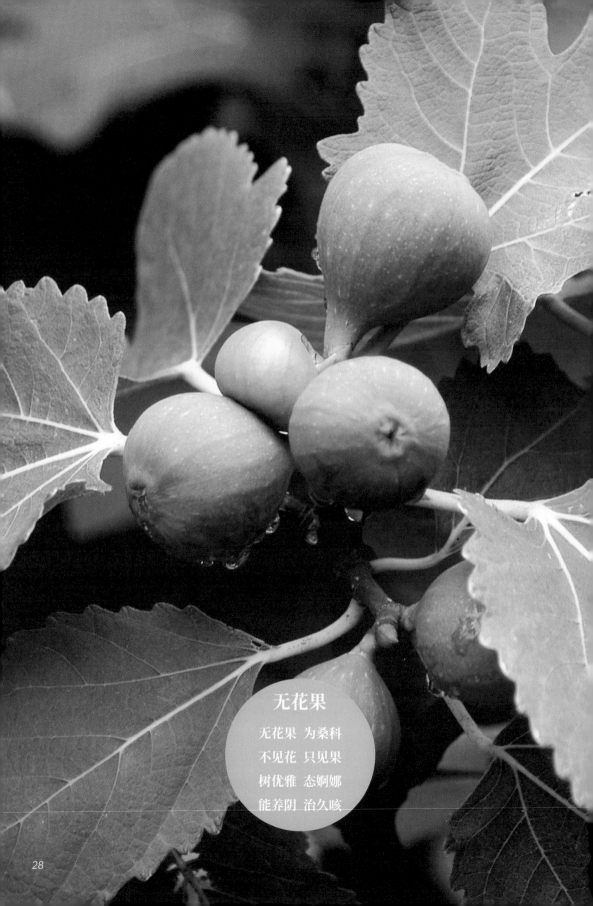

无花果

无花果　为桑科
不见花　只见果
树优雅　态婀娜
能养阴　治久咳

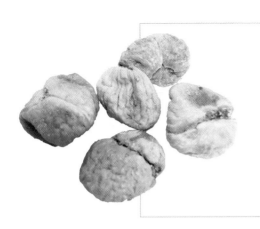

性味　**甘，凉**

归经　**肺经、胃经、大肠经**

功效　**清热生津、健脾开胃、**
　　　解毒消肿

基原　**桑科植物无花果**
　　　Ficus carica L. 的干燥近成熟果实

无花果凡数种，此乃映日果也。即广中所谓优昙钵，及波斯所谓阿驵也。

——《本草纲目·果部·无花果》

无花果

wuhuaguo

汉代张骞开辟丝绸之路，从此，中外文化相互影响，物种相互流通。唐代丝绸之路达到空前繁盛，正是在这个时候，无花果传入中国。

未见开花，却已结果，无花果由此得名。难道，无花果就真的能跳过先开花才结果的自然规律吗？当然不能。其实，无花果也开花，只不过，独特的隐头花序结构，让花悄悄地盛开，隐藏在花序的内侧，瞒过了人们的眼睛。但这瞒不过榕小蜂。盛开时，花的甜蜜滋味，引得针尖大的榕小蜂不惜牺牲性命，也要钻进来。借此，无花果才能完成授粉，结出了真正的果实。

成熟的无花果呈紫色，软甜多汁，不易储存；入药的无花果，须在未成熟时采摘，烫后干燥。无花果能清热生津，健脾开胃，解毒消肿，常用于咽喉肿痛、消化不良、肠热便秘及痔疮等的治疗，加之味道甜美，便成了煲汤常用的材料。

无花果是外来血统

无花果是人类最早驯化的植物之一，人工种植始出现于阿拉伯半岛。直至唐代才传入中国，在无花果的别名中，我们还能看到它的外来血统。

《本草纲目》记载了无花果的两个外来音译别名：出自梵语的优昙钵，以及出自波斯语"anjir"的阿驵。其中，优昙钵是佛教传说中的一种花，三千年一开，又瞬间即谢，无花果见不到开花，人们便以为它便是优昙钵了。

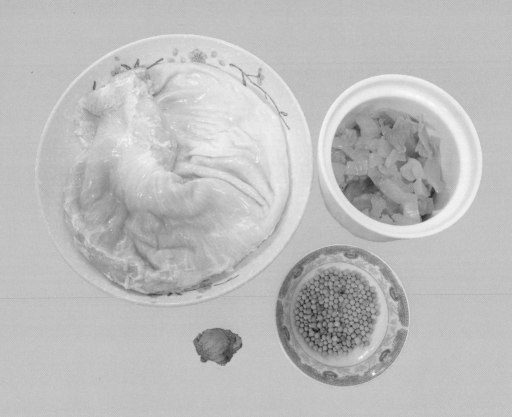

冬 · 胡椒煲猪肚

岭南的冬季，好似北方的阳春四月，有暖阳，有花开。洋紫荆花朵朵绽放，美丽异木棉花光彩照人，所以总会给人营造一种没有冬天的感觉。

岭南的冬季，大部分时候都是温暖的，不过，总有那么几周，气温降至 10℃以下，让习惯了温暖的岭南人，感到十分的寒冷。羽绒服赶紧穿起来，穿厚一点还不够，必须从饮食方面再下功夫。

羊肉煲热气腾腾，在岭南算得上季节性的美食。至于煲汤，白胡椒温中散寒，恰好暖了冬天的胃，更暖了冬天的心。

代表靓汤
胡椒煲猪肚

配料
白胡椒、猪肚、生姜、酸菜等

功效
驱寒养胃

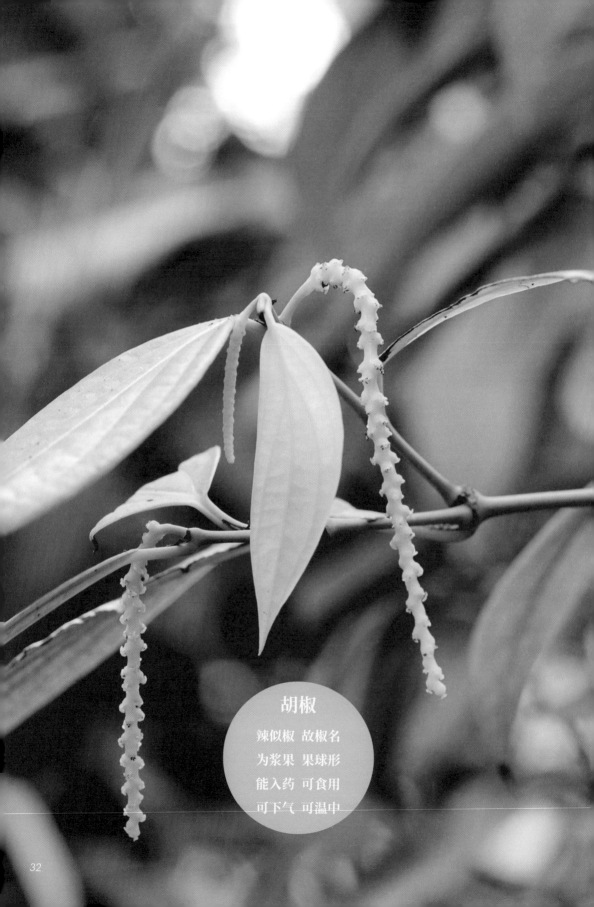

胡椒

辣似椒　故椒名

为浆果　果球形

能入药　可食用

可下气　可温中

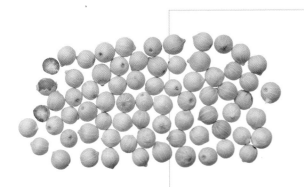

性味 辛，热

归经 胃经、大肠经

功效 温中散寒、
下气、消痰

基原 胡椒科植物胡椒
Piper nigrum L.
的干燥近成熟或成熟果实

胡椒

唐太宗时期，长安胡化盛极一时，胡妆、胡乐、胡盘肉、胡椒酒，风靡起来。香料之王胡椒，迅速得到了中国人的青睐。有多青睐呢？以唐代宰相元载为例，他被抄家时，竟搜出了"胡椒至八百石"。

秋末至次春果实呈暗绿色时采收，晒干，为黑胡椒；果实变红时采收，用水浸渍数日，擦去果肉，晒干，为白胡椒。两者均能温中散寒，下气，消痰，改善胃寒呕吐、腹痛泄泻、食欲不振的症状。现中国人烹饪，多偏好用白胡椒。

胡椒有副作用吗

岭南人用胡椒煲汤，多在冬季，旨在以胡椒驱寒。胡椒味辛，性热，如在炎炎夏日，热上加热，在提升食物鲜味的同时，也可能产生一些副作用。

李时珍便是胡椒副作用的受害者之一。从《本草纲目》的记载可见，因为嗜爱胡椒，他常患眼疾，最后只能戒掉。

时珍自少嗜之，岁岁病目，而不疑及也。后渐知其弊，遂痛绝之，目病亦止。

——《本草纲目·果部·胡椒》

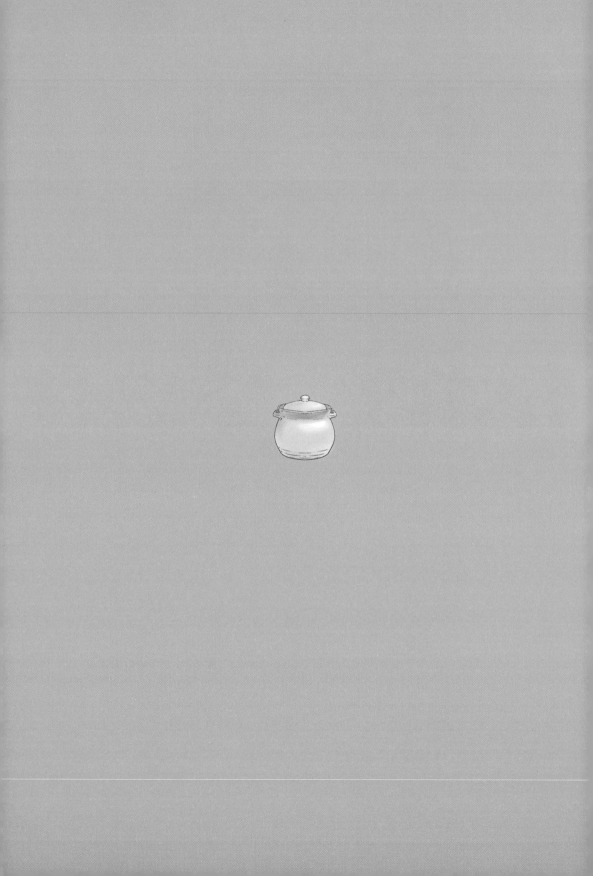

靓汤里的
男女老幼

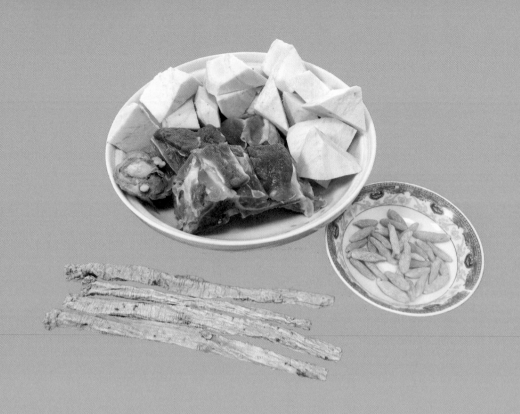

男・党参粉葛麦冬猪骨汤

快节奏的都市生活，每一个人都在为家人、为自己更美好的未来打拼。每次搭乘晚上十点多的地铁回家，总能见到车里十分拥挤，都是刚刚做完工作忙碌的人啊！

脑力工作者，通常被称为劳心之人，一整天大脑飞速运转，到了夜晚，即使神色倦怠，却很难静下心来，安然入睡。尤其是一家之主，担负着养家的责任，压力不小。

中医理论认为，心主神明，思虑过度易伤心脾，耗气血。党参健脾养血，粉葛通经活络，麦冬养阴清心，一家之"煮"把它们煲在汤里，再融入浓浓的关切，为一家之主的健康保驾护航。

代表靓汤
党参粉葛麦冬猪骨汤

配料
党参、粉葛、麦冬、生姜、猪骨等

功效
养心安神

党参
Codonopsis pilosula（Franch.）Nannf.

党参

为草本 茎有痕
根肥大 细环纹
狮子头 记在心
能补中 可生津

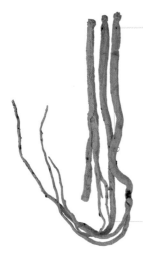

性味 甘，平

归经 脾经、肺经

功效 健脾益肺、养血生津

基原 桔梗科植物党参 Codonopsis pilosula
(Franch.) Nannf.、素花党参 Codonopsis
pilosula Nannf. var. modesta (Nannf.)
L. T. Shen 或川党参 Codonopsis tangshen
Oliv. 的干燥根

党参，是中药里最"励志"的品种，它有一个从"替身"到"明星"的故事。

人参，古代以山西上党与辽东为主产地，尤以上党所产品质最佳。原本的党参，指的就是上党人参。后来，因为过度采挖，上党人参彻底灭绝了，人们便在当地找了一个替代品，这就是从清代至今所用的党参。现在党参是中药里有名的大宗品种。

党参性质平和，能健脾益肺，养血生津，常用于脾肺气虚、食少倦怠、咳嗽虚喘、气血不足等。补气第一方四君子汤，原方用人参、茯苓、白术、甘草四味药组成，后人以党参替换人参，使得四君子汤更适宜长期服用。

什么样的党参是正品

党参原本是人参的替身。在现在的人参主产地吉林，仿野生种植的林下参基地里，还常能发现党参的身影。所以，在上党，用党参替代销声匿迹的人参颇有可行性。虽补气功力不及人参，但胜在平和，目前党参每年用量远远超过人参。

党参始载于清《本草从新》，按书中记载，狮子盘头是党参正品的标志性特征。狮子盘头是党参地上部分去除后留下的残迹，恰似石狮子头部的一个个圆形突起。

按古本草云：参须上党者佳。今真党参久已难得，肆中所卖党参，种类甚多，皆不堪用。惟防风党参，性味和平足贵。根有狮子盘头者真，硬纹者伪也。

——《本草从新·草部·党参》

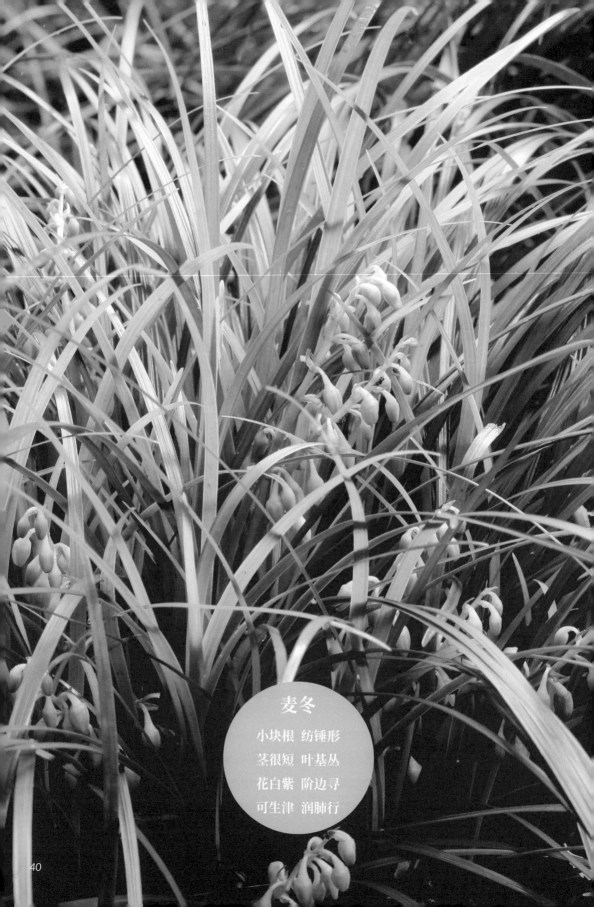

麦冬

小块根 纺锤形
茎很短 叶基丛
花白紫 阶边寻
可生津 润肺行

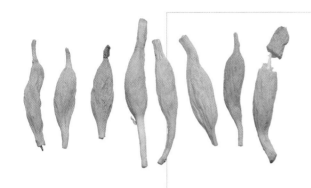

性味	甘、微苦，微寒
归经	心经、肺经、胃经
功效	养阴生津、润肺清心
基原	百合科植物麦冬
	Ophiopogon japonicus
	(L. f.) Ker-Gawl. 的干燥块根

麦冬 maidong

秦始皇一统天下之后，开始寻求长生不老药。什么是长生不老药？中国第一部本草书《神农本草经》里365种药，120种列为上品，都可以算作"长生不老药"吧！譬如麦冬，"久服轻身，不老不饥"。

然而，事实上，各种补益滋养类的中药，虽确有增强机体功能之效，让人精神状态好一些，老得慢一些，但始终无法改变生老病死的自然规律。"长生不老"只能是一种美好的愿望罢了！

麦冬是养阴润肺的上品，最为经典的组方莫过于生脉散：人参、麦冬、五味子，是益气生津的名方。日常生活中，麦冬是煲汤常用的材料之一，因其能养阴生津、润肺清心，对肺燥干咳、津伤口渴、心烦失眠都有很好的疗效。

为什么会叫麦冬这个名字

麦冬有好多别名，例如麦门冬、沿阶草等。沿阶草的得名，是因为麦冬是一种很常见的绿化植物，全国广布，在台阶旁、路边都很容易见到它的踪影。麦门冬，则是历史收载的正名，现在简称为麦冬。

《本草纲目》中，李时珍对麦门冬这一名称有详细的解释，原来真的是和麦子与冬天有关呢！

麦须曰麦，此草根似麦而有须，其叶如韭，凌冬不凋，故谓之麦虋冬，及有诸韭，忍冬诸名。俗作门冬，便于字也。

——《本草纲目·草部·麦门冬》

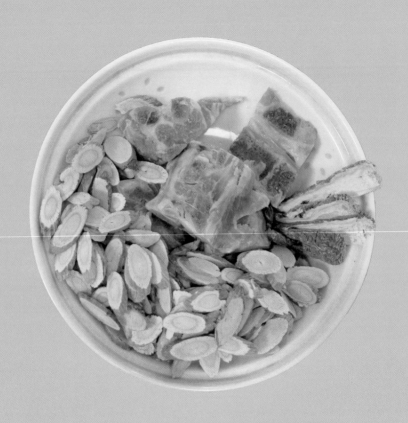

女·当归补血汤

许多女生喜欢化妆，或是喜欢拍照的时候用上美颜功能，她们的目的是一样的，都希望自己看起来是气色很好、面色红润的样子，这是对美的向往，更是对健康的向往。

健康的女生气血充足，面色自然呈现出红润。中医理论认为，气为血之帅，血为气之母，气能生血，气能行血，气能摄血，所以不能纯粹地补血，须与补气同时进行。

当归补血汤为中医经典方，黄芪与当归用量为5:1，黄芪补气，当归补血，二者共用相得益彰，使得气旺血生。把黄芪与当归炖在汤里，享受美味的同时，也补了气血美了颜。

代表靓汤 当归补血汤

配料 黄芪、当归、生姜、猪骨（或鸡肉）等

功效 补气养血

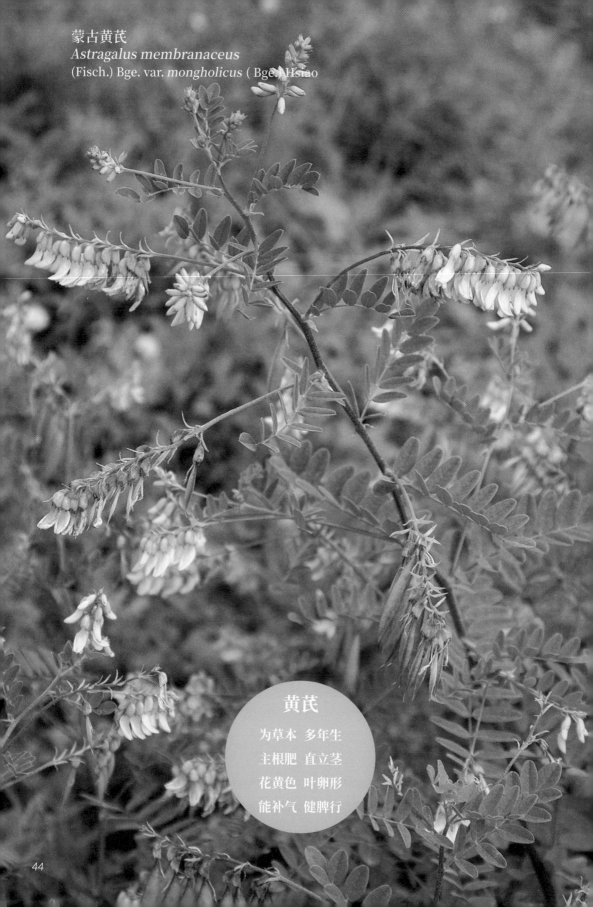

蒙古黄芪
Astragalus membranaceus
(Fisch.) Bge. var. *mongholicus* (Bge.) Hsiao

黄芪

为草本　多年生
主根肥　直立茎
花黄色　叶卵形
能补气　健脾行

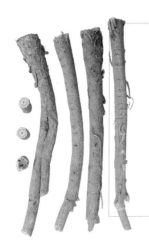

性味	甘，微温
归经	肺经、脾经
功效	补气升阳、固表止汗、利水消肿、生津养血、行滞通痹、托毒排脓、敛疮生肌
基原	豆科植物蒙古黄芪 *Astragalus membranaceus* (Fisch.) Bge. var. *mongholicus* (Bge.) Hsiao 或膜荚黄芪 *Astragalus membranaceus* (Fisch.) Bge. 的干燥根

黄芪入药，历史很悠久，古时称为"黄耆"。六十岁以上的老人才能称为"耆"，所以"耆"有年长之意。因其色黄，又为补药之长，故而得名"黄耆"。至清代时，逐渐简写为"黄芪"。说来很有意思，黄芪最大的功效是补气，"气"和"芪"也是谐音了。

黄芪入食，历史同样悠久。"白发欹簪羞彩胜，黄耆煮粥荐春盘。"春日，苏轼在病中以黄芪煮粥食疗，借以恢复元气，取其补气升阳之功。大名鼎鼎的当归补血汤，黄芪用量为当归的5倍，旨在以黄芪补的气来推动当归补的血，使有形之血生于无形之气，最终达到补气生血的目的。

绵黄芪的"绵"是什么意思

在有的书本上，我们还会见到把黄芪称为"绵黄芪"的，这个"绵"是什么意思呢？

在《本草纲目》中，引用了古人的两种说法，均出自宋代。一说，因黄芪"柔韧如绵"，故名；又说，因黄芪出自绵上（今山西沁源县），故名。实际上，两种说法都成立。黄芪的韧皮部富含纤维束，折断后，确能"柔韧如绵"；山西沁源县也的确是黄芪的道地产地之一。

颂曰：……其皮折之如绵，谓之绵黄耆。……承曰：黄耆本出绵上者为良，故名绵黄耆，非谓其柔韧如绵也。

—— 《本草纲目·草部·黄耆》

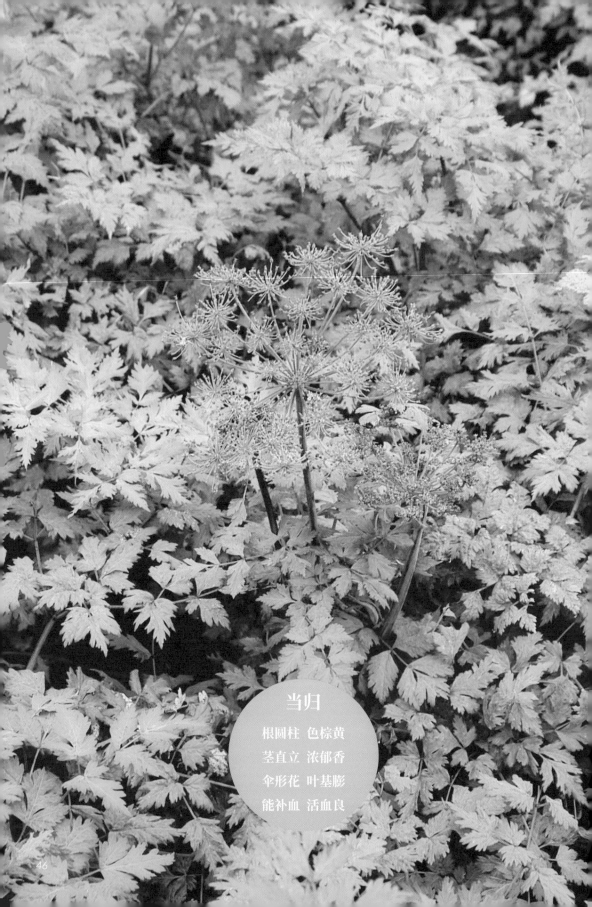

当归

根圆柱　色棕黄
茎直立　浓郁香
伞形花　叶基膨
能补血　活血良

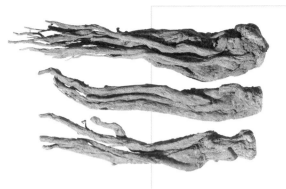

当归
danggui

性味　甘、辛，温
归经　肝经、心经、脾经
功效　补血活血、调经止痛、
　　　润肠通便
基原　伞形科植物当归
　　　Angelica sinensis (Oliv.) Diels
　　　的干燥根

"胡麻好种无人种，正是归时不见归？"唐代《怀良人》一诗，道出了一名女子盼丈夫归家之情：应当归来，为何不归？中药当归，与诗中之意不谋而合。

能使气血各有所归，当归由此得名，也便成就了当归补血第一药、妇科圣药的地位。当归能补血活血，调经止痛，润肠通便，许多补血、调经的方剂，都用到当归，经典如当归补血汤、四物汤等。当归独特浓郁的香气，又使得它成了香料，煲汤、火锅，有当归的加入，滋味何其美妙。

什么样的当归品质最好

当归的混伪品多为同属其他植物的根，如藏当归、欧当归等，与当归外形相似，普通人较难分辨。那么，就从味道区分吧！正品当归味甜而辛，略有苦味；伪品当归味甜之余，苦麻之感多十分强烈。

产地不同，当归的品质差距很大，自古以甘肃岷县、宕昌为道地产地。据《本草纲目》记载，甘肃当归称为秦归，质地饱满而香气浓郁，其他地方产的，远远不及秦归，多不堪用。

以秦归头圆尾多色紫气香肥润者，名马尾归，最胜他处。

—— 《本草纲目·草部·当归》

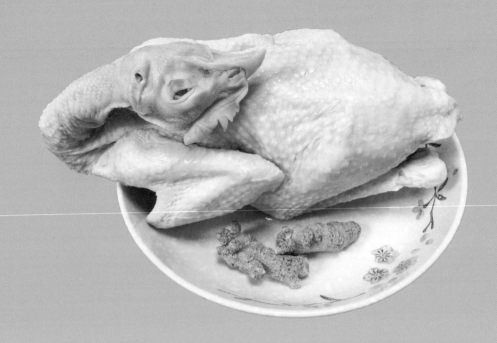

老·三七煲鸡汤

老吾老以及人之老，尊老是中华民族的传统美德。中国人重视子女教育，父母培养子女寒窗苦读，一朝金榜题名，学业有成之后，许多人留在了大城市继续奋斗，故而不能常常陪伴在父母左右。

　　相隔千里，彼此成了对方心里的牵绊。父母会担心子女的温饱：天气转凉了，有没有及时添被加衣；工作累了，有没有认真吃好每一顿饭。子女会担心父母的健康：上下楼时，腿脚是不是还灵活有力；看书读报时，眼睛是不是能看得清晰。

　　所以，父母会做好孩子最爱吃的菜，快递过来；子女会选择保养防病的良药，快递过去。

　　心血管疾病是老年人的头号敌人，三七能活血化瘀，有效预防心血管疾病的发生。

代表靓汤
三七煲鸡汤

配料
三七、鸡肉、生姜等

功效
活血化瘀

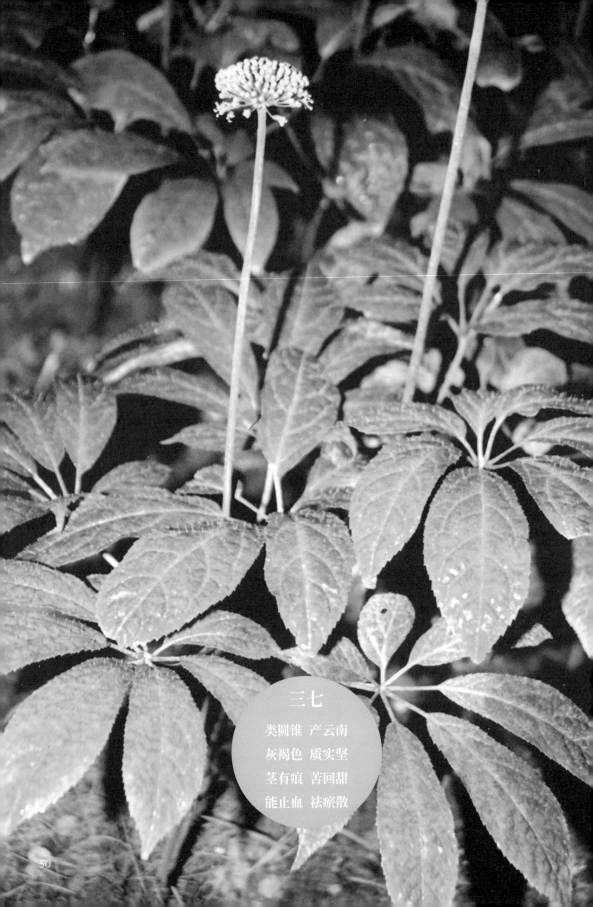

三七

类圆锥　产云南
灰褐色　质实坚
茎有痕　苦回甜
能止血　祛瘀散

50

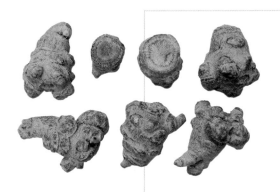

性味　甘、微苦，温

归经　肝经、胃经

功效　散瘀止血、消肿定痛

基原　五加科植物三七
Panax notoginseng (Burk.)
F. H. Chen 的干燥根和根茎

中药的名字，以数字开头的，可以从一数到十：一枝黄花、二仙桃、三叉苦、四季青、五味子、六月雪、七叶一枝花、八角茴香、九里香、十大功劳。纯用数字的，想来就三七这一种吧！

《广西通志》记载："三七恭城出，其叶七茎三故名，三成光，七成阴之环境；又长三年，需七月挖采；三月出苗，七月收成；三分栽，七分管而称三七。"

三七原本是广西少数民族民间用药，李时珍对其功效十分肯定，将其收入《本草纲目》，为三七在本草中的首载。三七散瘀止血、消肿定痛的杰出功效，使得它成为了现代中老年人的热宠。时不时煲一锅三七汤，对于血瘀体质的人来说，这样调理再合适不过了！

古代杖刑可以靠三七活命

杖刑是古代五刑之一。电视剧里面，"拖出去，杖打五十大板"，一声令下，接着，就会出现皮开肉绽的场面，不少人甚至因此伤重不治。

《本草纲目》记载，三七能止血、散血、定痛，仿佛是为杖刑量身定制的解药。受杖刑后，嚼碎三七，敷于伤患处，青肿随即消散；受杖刑前，预先服用，起码也能起个预防作用。

凡杖扑伤损，瘀血淋漓者，随即嚼烂，罨之即止，青肿者即消散。若受杖时，先服一二钱，则血不冲心。

—— 《本草纲目·草部·三七》

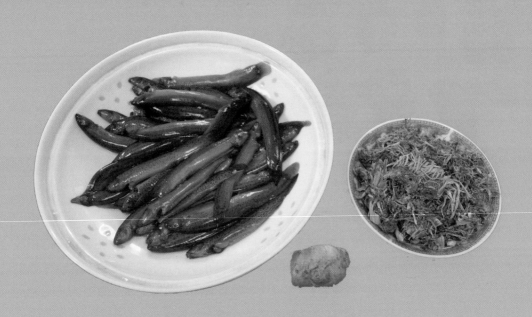

幼 · 糯稻根 泥鳅汤

公园、游乐场，是小朋友们最喜欢的地方。那些才学会走路不久的小朋友，总是想挣脱妈妈的手，自己东奔西跑，乐此不疲。

广东天气热的时间长，这种情况下，小朋友们难免出汗，所以背上常常放一条汗巾。细心的妈妈不时伸手来探一下，如果湿了，就要及时更换。

好动而汗多，是幼儿正常的生理特点。但是，如果汗多得像开了水龙头一般，就需要益气敛汗了。

中医理论认为，小儿为纯阳之体，不宜进补，不宜指的是人参、鹿茸一类滋补力强之品。糯稻根性质平和，能益脾养阴，清热退汗，配上泥鳅，味道鲜美之余，最能缓解小儿多汗。

代表靓汤 糯稻根泥鳅汤

配料 糯稻根、泥鳅、生姜等

功效 养阴止汗

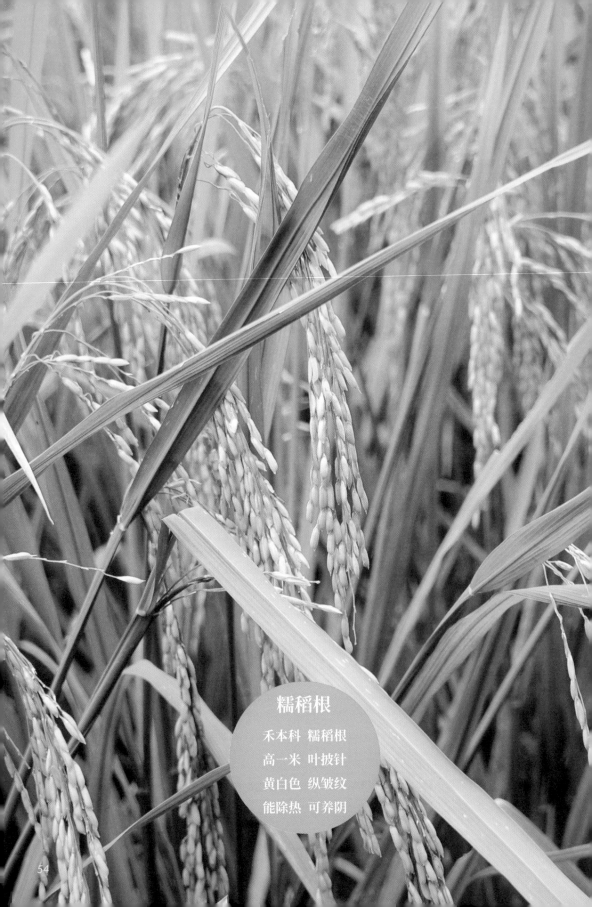

糯稻根

禾本科　糯稻根

高一米　叶披针

黄白色　纵皱纹

能除热　可养阴

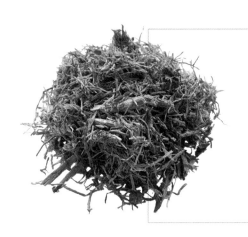

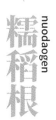

性味　**甘，平**

归经　**肝经**

功效　**养阴除热，止汗**

基原　**禾本科稻属植物糯稻**
Oryza sativa L. var. _glutinosa_ Matsum.
的干燥或新鲜根状茎及须根

糯稻根

《黄帝内经·素问》记载"五谷为养"，五谷即稻、黍、稷、麦、菽。稻位列首位，稻去壳后为大米，是中国人的主食。大米有糯米、粳米、籼米之分。《诗经》中咏稻稌（tú）的诗句，指的主要是糯稻，说明糯米是先民们的主食，这一习俗在云贵山区至今保留。现在的糯米，已化身为千变万化的美食：粽子、汤圆、粢饭、年糕、糯米糍、米酒……收割完的糯稻田里，还留着一个宝贝，那就是糯稻根了。

糯稻根，从水田里采上来，取根茎和根的部分，洗净，晒干，就是一味好药了。糯稻根性质平和，能养阴除热，止汗，尤其针对小儿汗多，加上泥鳅一同煲汤，疗效极佳。《本草纲目》中就记载用糯稻根和桃枭、大麦芽、陈皮等治疗盗汗不止的处方。

糯米的名字怎么来的

糯米的黏性很强，粳米次之，籼米最弱。黏性的大小，和它们所含淀粉的类型有关。糯米主要含支链淀粉，相邻的淀粉间支链交错，这就产生了黏性，所以糯米才黏而软，不那么容易消化。

中文造字很有意思，糯米的柔软，让古人想到的是懦，即软弱，所以，把"懦"的偏旁换成了米字边，就得到了糯米的"糯"字。这一点，在《本草纲目》里也有记载。同理，与之对应的粳米，硬，所以，把"硬"的偏旁换成了米字边，就得到粳米的"粳"字了。

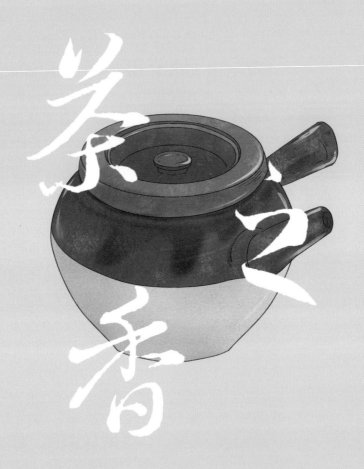

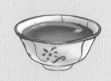

PART 2

发现凉茶里的
本草世界

凉茶文化里的
中医药

凉茶，既不凉，也并非茶。

凉茶是岭南地区人们常常饮用的传统中草药植物性饮料的通称。以前，岭南之外的其他地方，很少有人喝凉茶。随着"王老吉"与"加多宝"两大凉茶品牌旷日持久的"红罐"之争，以及凉茶文化的不断推广，知道凉茶的人越来越多，喝凉茶的习惯也普及到了中国的各个城市，不再限于岭南地区了。2006年，凉茶在中国的销量已超过可口可乐，并走出国门，走向世界。对岭南之外的人来说，凉茶是甜的，从超市或便利店买到，喝起来确实也是凉的。对岭南人来说呢？他们更钟情于大街小巷的凉茶铺。一碗标准的凉茶，苦……趁热喝下，湿热之症似乎能在落肚的那一刻烟消云散了！

凉茶有很多种，每一间凉茶铺都有自家的"独门秘方"，代代传承。它的凉，是指组方中多用到清热解毒类偏寒凉的中草药，能够消除人的各种"热气"疾患。

2006 年 5 月 28 日，广东凉茶成功列入国家首批"非物质文化遗产"名录。2019 年 11 月，《国家级非物质文化遗产代表性项目保护单位名单》公布，澳门特别行政区政府文化局、广东省食品行业协会、香港特别行政区政府民政事务局获得"凉茶"项目保护单位资格。

　　在岭南，人们常说，衡量一个人是否成年的标志，是看他（她）会不会自己主动去买凉茶喝。在各种碳酸饮料、奶茶、果汁、咖啡等的甜美诱惑之下，还能选择凉茶，那就真的是"大个仔"啦！市场上常见的凉茶有五花茶、二十四味、斑痧、茅根竹蔗水、罗汉果茶等等。岭南还有龟苓膏，独具一格，算得上"固体"凉茶，能滋阴润燥，降火除烦，清利湿热，凉血解毒，可谓"战痘神器"。以中成药形式出售的则有甘和茶、午时茶等，主要用于感冒、中暑等。

五花茶
与龟苓膏

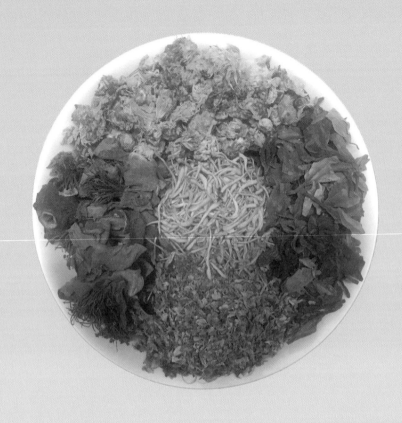

五花茶

五花茶是岭南凉茶的代表之一，通常以菊花、木棉花、金银花、槐花、鸡蛋花5种花类中草药为原料，但也并非固定配方，根据各凉茶铺的习惯，有时槐花会换作葛花、凌霄花，又或茉莉花等等，甚至有人会说："什么花都可以。"是不是什么花都可以呢？

当然不是！

五花茶具有清热解毒、消暑祛湿的功效，所以要用到清热解毒的菊花、金银花，消暑祛湿的木棉花、鸡蛋花，凉血泻火的槐花，这才是五花茶最正统的打开方式！

让五花茶带我们一起来看看中草药里的"花花世界"吧！

代表凉茶	五花茶
配料	菊花、木棉花、金银花、槐花、鸡蛋花
功效	清热解毒，消暑祛湿

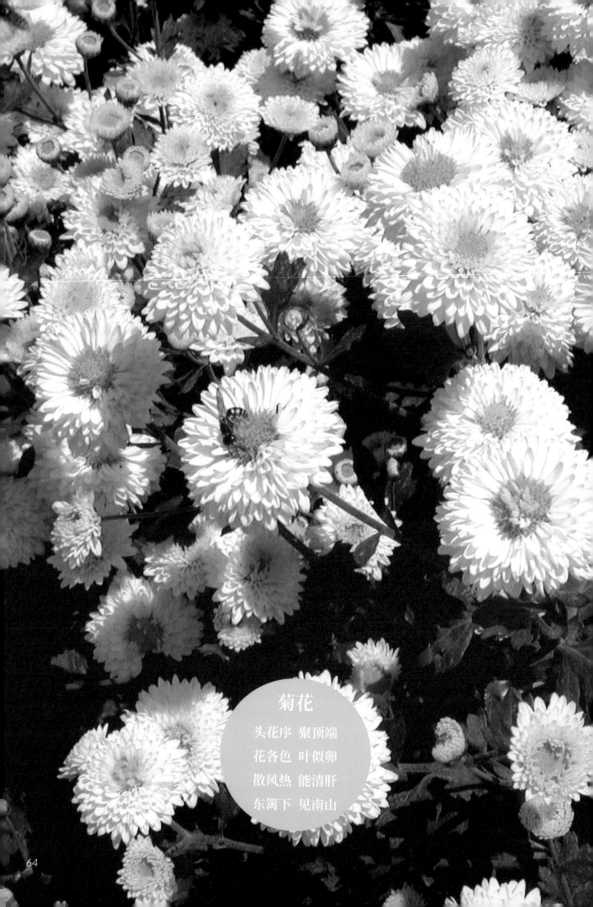

菊花

头花序 聚顶端

花各色 叶似卵

散风热 能清肝

东篱下 见南山

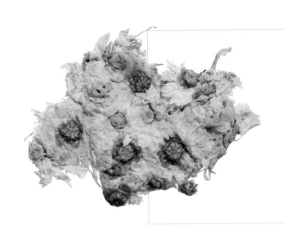

juhua

性味	甘、苦，微寒
归经	肺经、肝经
功效	散风清热、平肝明目、清热解毒
基原	菊科植物菊 *Chrysanthemum morifolium* Ramat. 的干燥头状花序

据此二说则是菊类自有甘苦二种，食品须用甘菊，入药则诸菊皆可，但不得用野菊名苦薏者尔。

——《本草纲目·草部·菊》

小时候，每一年的金秋时节，老师都会安排我们去看菊花展。菊花原产于中国，经过劳动人民数千年的驯化，早已品种过千，形态各异。"采菊东篱下，悠然见南山"，晋代陶渊明爱菊；"菊，花之隐逸者也"，北宋周敦颐赞菊；之后，宋代刘蒙、范成大，明代高濂、黄省曾，清代弘皎均为菊著书，记载菊的品种与栽培。

与观赏菊花不同，这里我们要讲的是药用菊花。最常见的药用菊花有"亳菊""滁菊""贡菊""杭菊""怀菊"5种，按照产地和加工方法的不同而分类。汉《神农本草经》记载："菊花久服能轻身延年。"菊花能散风清热、平肝明目、清热解毒，可用于风热感冒、头痛眩晕、目赤肿痛、眼目昏花、疮痈肿毒等，难怪，凉茶中常常少不了它的身影。

菊花吃起来是甜的还是苦的

一提到药，大家都会说，良药苦口，药必定是苦的。但是，有没有不苦的药呢？

《本草纲目》里，专门讨论过菊花这个药是苦还是甜的问题。李时珍把各朝各代书中记载的菊花的味道都拿出来对比。原来，关于菊花是甜还是苦，古人都有不同的看法。谁让菊花的栽培品种那么多呢！他们尝的或许是不同的菊花吧！其实，菊花吃在嘴里，有一点点甜，又略微有一些苦，黄色的菊花会比白色的苦。

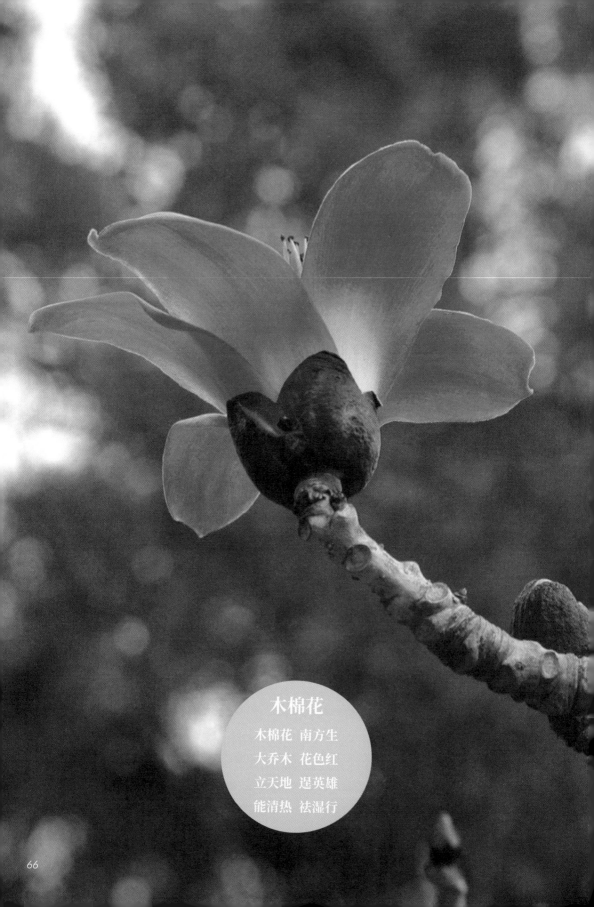

木棉花

木棉花　南方生
大乔木　花色红
立天地　遑英雄
能清热　祛湿行

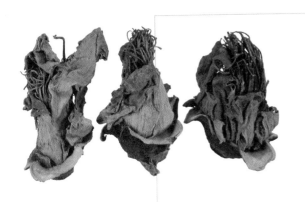

性味　甘，凉

归经　脾经、肝经、大肠经

功效　清热、利湿、
　　　解毒、止血

基原　木棉科植物木棉
　　　Bombax malabaricum DC.
　　　的干燥花

岭南的春季，"春雨贵如油"是不存在的。正好相反，一到春天，岭南的雨总是缠缠绵绵，下个不停，这便是"回南天"了。没有在岭南待过一整个春天的人，无法深刻体会这种一切都湿漉漉的感觉。墙壁挂着水，空气也似乎能拧出水来。湿困于身，人很容易身体倦怠、腹泻、食欲不佳。还好，岭南的春天有木棉花。

木棉花开，在广东，意味着春的到来。"浓须大面好英雄，壮气高冠何落落"，《木棉花歌》中清人陈恭尹把身姿伟岸的木棉花比作英雄，因此木棉花又有"英雄树"的称谓。的确，木棉花是拯救岭南人民于湿气缠身的英雄。木棉花能清热、利湿、解毒、止血，主治泄泻、痢疾、各种出血症、疮毒、湿疹等。要想祛除回南天人体内的湿气，木棉花当仁不让。

棉花是产自木棉吗

棉花，我们都很熟悉。各种棉纺织品、医用棉球，都是以棉花为原料制成。那棉花是采自木棉的果实吗？非也！我们常用的棉花主要来自锦葵科草本植物陆地棉的种籽纤维。

木棉纤维短、细、软，在古代难以纺纱织布。不过，木棉纤维是极好的保暖材料，它是天然植物纤维中最细、最轻、中空度最高、最保暖的纤维材质。《本草纲目》记载，木棉果实中有软白的棉纤维，可以用来做被子和衣服的填充物。

交广木绵，树大如抱。……结实大如拳，实中有白绵，绵中有子……张勃《吴录》所谓交州、永昌木绵树高过屋，有十余年不换者，实大如杯，花中绵软白，可为缊絮及毛布者，皆指似木之木绵也。

——《本草纲目·木部·木绵》

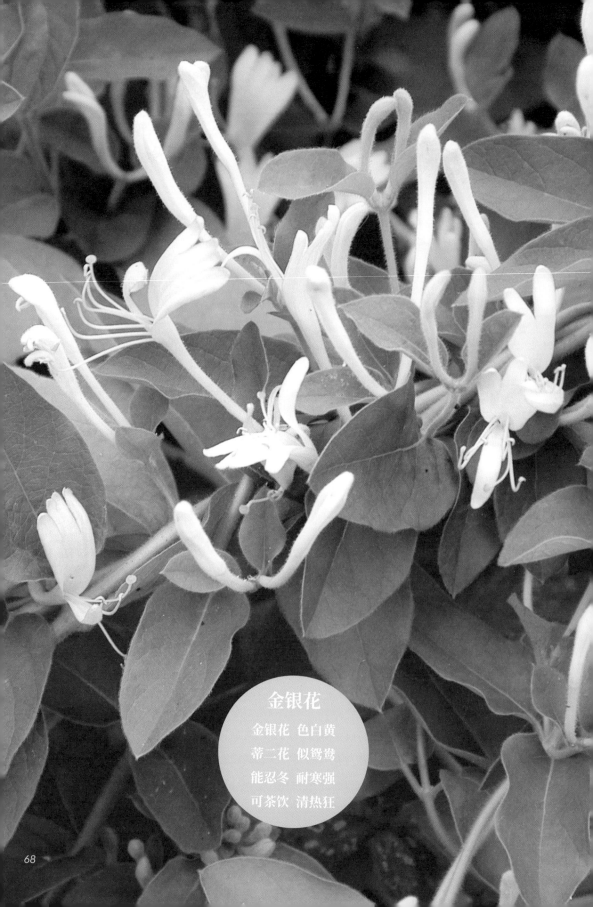

金银花

金银花　色白黄

蒂二花　似鸳鸯

能忍冬　耐寒强

可茶饮　清热狂

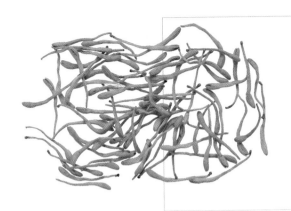

jinyinhua

性味	甘，寒
归经	肺经、心经、胃经
功效	清热解毒、疏散风热
基原	忍冬科植物忍冬 *Lonicera japonica* Thunb. 干燥花蕾或带初开的花

金银花

金银花，是一味十分常见的中药。虽说是花类药材，可是，用黄白色或绿白色的花蕾入药才是正确的，偶尔也会夹有一些初开的花。盛开的花就不适合入药了。

金银花自古便是瘟疫时的常用中药，多与连翘等配成复方，如连花清瘟胶囊，是病毒性感冒的首选中成药之一。金银花能清热解毒、疏散风热，对痈肿疔疮、喉痹、丹毒、热毒血痢、风热感冒，温病发热效果显著。

金银花是金色的还是银色的

我们经常说茉莉花是白色的，扶桑花是红色的，那金银花是什么颜色的呢？

其实，金银花开花的时候，一个叶腋里长出两朵花，初开时白色，继而转为黄色。我们见到它的时候，常常是次第开放，有的白色，有的已经变成黄色，金银相间。难怪它会叫金银花呢！这个现象，在《本草纲目》里有详细的描述。

三四月开花，长寸许，一蒂两花二瓣，一大一小，如半边状，长蕊。花初开者，蕊瓣俱色白；经二三日，则色变黄。新旧相参，黄白相映，故呼金银花，气甚芬芳。

——《本草纲目·草部·忍冬》

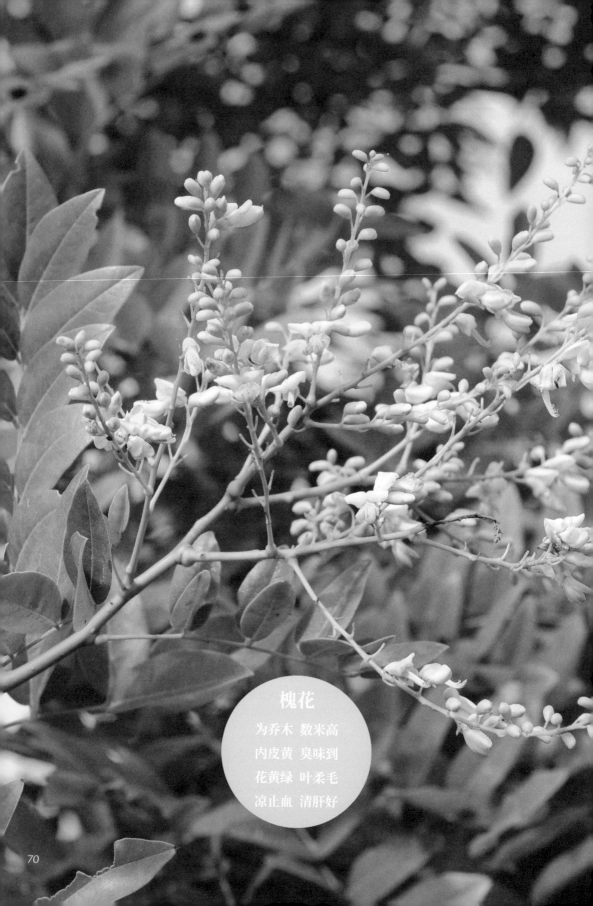

槐花

为乔木　数米高
内皮黄　臭味到
花黄绿　叶柔毛
凉止血　清肝好

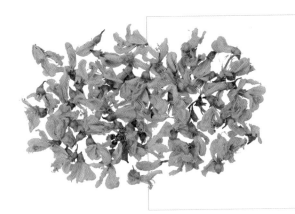

性味	苦，微寒
归经	肝经、大肠经
功效	凉血止血、清肝泻火
基原	豆科植物槐
	Sophora japonica L.
	的干燥花及花蕾

　　北方长大的人，一提起槐花，便有一番香甜的滋味在心头。童年时，槐花是初夏时揪几朵放在嘴里的甜，是妈妈做的槐花包子咬上几大口挥之不去的香，变成了难以割舍的情怀。

　　槐花的花期短，仅半个月左右。采得花蕾或花，晒干、入药，槐花也成了岭南人常用的中药。槐花能凉血止血、清肝泻火，对便血、痔血、血痢、崩漏、吐血、衄血、肝热目赤、头痛眩晕疗效显著。花蕾习称"槐米"。

槐花不仅好吃，还能染色

　　槐是原产于中国的古老树种。北方，尤其是黄土高原地区，槐花和槐叶嫩芽帮助人们挨过一次一次的饥荒。至今，吃槐花的习俗还得以保留。此外，槐花还是重要的黄色染料。

　　《本草纲目》里就不仅记载了槐叶嫩芽"可炸熟，水淘过食，亦可作饮代茶"，还明确指出槐米可染出鲜艳的黄色，且不易褪色。随着回归自然的草木染再度盛行，槐花染黄技术在现代重新得到重视。

其花未开时，状如米粒，炒过煎水染黄甚鲜。

—— 《本草纲目·木部·槐》

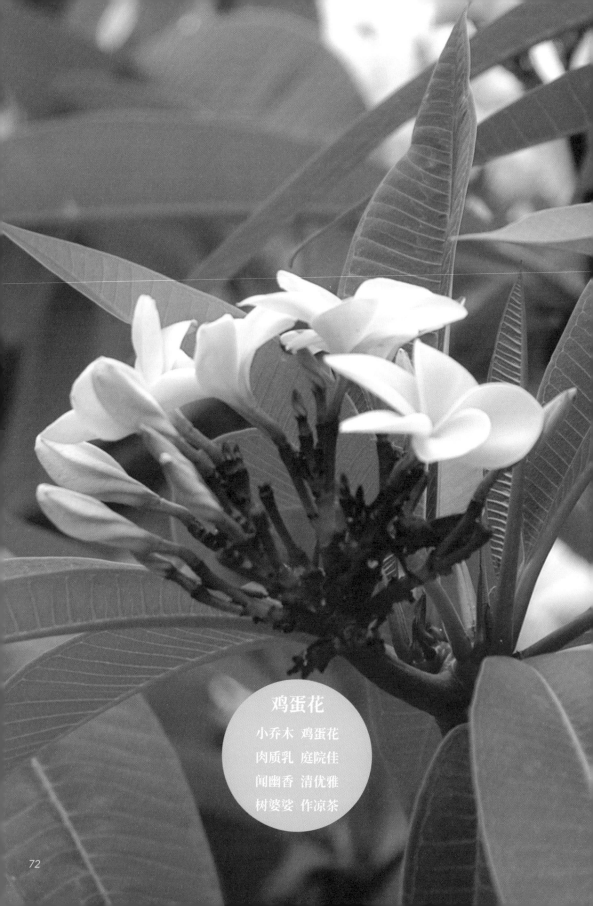

鸡蛋花

小乔木 鸡蛋花
肉质乳 庭院佳
闻幽香 清优雅
树婆娑 作凉茶

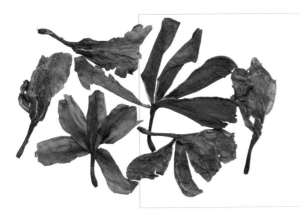

性味　甘，凉

归经　肺经、大肠经

功效　清热、利湿、
　　　解暑

基原　夹竹桃科植物鸡蛋花
　　　Plumeria rubra L. cv.
　　　Acutifolia 的干燥花

　　第一次听到鸡蛋花这个名字，我不禁疑惑，是因为这种树能结鸡蛋吗？直到看到鸡蛋花盛开的花朵，终于明白，原来，这洁白可爱的小花，花心呈黄色，远远看去，好似一个个小小的荷包蛋挂在树上，真是名副其实了！

　　鸡蛋花还有个名字叫"缅栀"，传说是因为鸡蛋花由缅甸传入中国，且鸡蛋花花香略似栀子花。虽说在中国的历史不长，鸡蛋花在岭南的运用可真不少。中药里常说"芳香化湿"，鸡蛋花花香袭人，能清热、利湿、解暑，常用于治疗感冒发热、肺热咳嗽、湿热黄疸、泄泻痢疾、尿路结石等，还能预防中暑。

鸡蛋花树长什么样子

　　鸡蛋花原产于墨西哥，在中国栽培大约有 400 多年的历史。直到清代，才正式收入本草。在清人吴其濬的《植物名实图考》中，鸡蛋花以"缅栀子"之名收载于"群芳类"项下，为鸡蛋花在本草书籍中的首载。里面主要描述了鸡蛋花树的形态特征。

　　树干像桐树，叶子像瑞香，"凸脉劲峭，矗生干上"，让鸡蛋花树苍劲有力的植株形态跃然纸上。

缅栀子，临安有之。绿干如桐，叶如瑞香叶，凸脉劲峭，矗生干上。叶脱处有痕，斑斑如藓纹。

—— 《植物名实图考·群芳类·缅栀子》

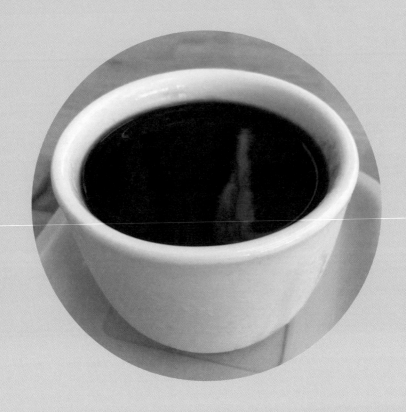

龟苓膏

龟苓膏，是岭南地区人们最爱吃的"果冻"。龟苓膏味苦，能滋阴润燥、降火除烦、清利湿热、凉血解毒，还是年轻人的"战痘神器"。

龟苓膏通常以龟甲、土茯苓、凉粉草、夏枯草、金银花、生地黄、绵茵陈等为原料，从组方、味道和功效来看，算得上是"固体凉茶"了。

据《苍梧郡志》记载，明末清初的时候，梧州已出现了专门售卖龟苓膏的店铺。梧州是岭南文化的发源地之一，龟苓膏伴随着岭南文化的传播，也在岭南各地落户安家，成为街头巷尾凉茶铺的主打产品之一。

新时代的龟苓膏，走出了新的节奏，在蜂蜜、炼奶、酸奶、糖浆、椰汁以及各种水果的搭配下，吃着龟苓膏，也能"苦"中有乐了。

代表凉茶　龟苓膏

配料　龟甲、土茯苓、凉粉草、夏枯草、金银花、生地黄、绵茵陈等

功效　滋阴润燥，降火除烦，清利湿热，凉血解毒

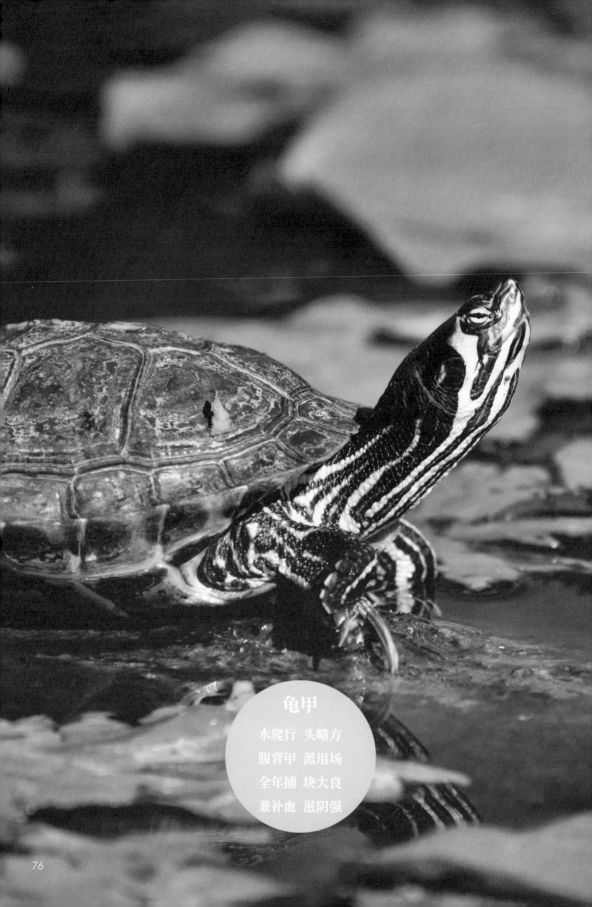

龟甲

水爬行　头略方
腹背甲　派用场
全年捕　块大良
兼补血　滋阴强

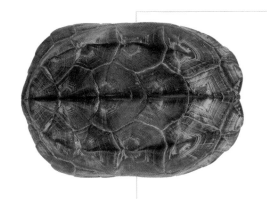

guïjiä

龟甲

性味　咸、甘，微寒

归经　肝经、肾经、心经

功效　滋阴潜阳、益肾强骨、
　　　养血补心、固经止崩

基原　龟科动物乌龟
　　　Chinemys reevesii (Gray)
　　　的背甲及腹甲

《礼记·礼运》记载"麒麟、凤凰、龟、龙，谓之四灵"，龟自古就是中国传统文化中的瑞兽，象征着长寿。和其他三种不同，龟是我们现实生活中能够真实见到的。

除了有美好的寓意，乌龟的龟甲还是非常好的一味中药，最擅长补阴。它能滋阴潜阳、益肾强骨、养血补心、固经止崩，用于阴虚潮热、骨蒸盗汗、头晕目眩、虚风内动、筋骨痿软、心虚健忘、崩漏经多。制作龟苓膏，龟甲是最主要的原料。

龟甲是整个壳都能入药吗

龟甲入药，主要用于补阴。是不是整个壳都可以入药呢？历代的医家有一些不同的看法。

李时珍主张龟甲应当腹甲、背甲皆用，意思是整个壳都能入药。有一些医家则认为，腹甲入药才对，因为腹部为阴，补阴的效果会更好，例如五代十国时期的《日华子本草》。现代研究证实，乌龟的背甲和腹甲成分和功效是一样的，可以同等入药。李时珍能明辨是非，不盲从古人，让珍贵的龟甲不浪费，得到了合理的运用。

陶言厣可供卜，壳可入药。则古者上下甲皆用之……始用龟版，而后人遂主之矣。

—— 《本草纲目·介部·水龟》

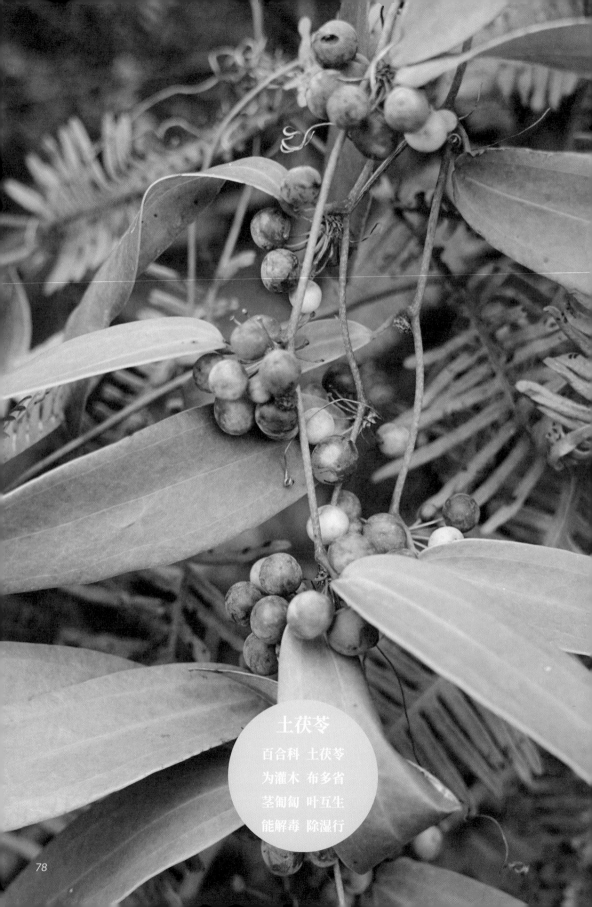

土茯苓

百合科 土茯苓
为灌木 布多省
茎匍匐 叶互生
能解毒 除湿行

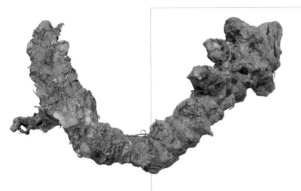

性味	甘、淡，平
归经	肝经、胃经
功效	解毒、除湿、通利关节
基原	百合科植物光叶菝葜 *Smilax glabra* Roxb. 的干燥根茎

茯苓饼，是北京有名的传统糕点，它因皮薄如纸，以茯苓和米制成，又色雪白，就像中药的茯苓片而得名。这里，还有一种很像茯苓的中药，就是土茯苓了。土茯苓因外皮似茯苓个而得名。

除了外形有一些相似，土茯苓和茯苓在功效上也有类似之处。茯苓利水渗湿，土茯苓解毒、除湿、通利关节。龟苓膏的祛湿功效，很大程度上来源于土茯苓。岭南地区的人们，还很喜欢用土茯苓煲汤，因为它能很好地缓解湿重所致的筋骨疼痛和关节僵硬。

饥荒之年，土茯苓可以当粮食吃

土茯苓还有一个名字叫禹余粮，什么意思呢？

《本草纲目》写道："禹行山乏食，采此充粮而弃其余。"治水的大禹，把它当粮食吃，吃饱后，就把剩下的给扔了。由此可见，土茯苓在灾荒的时候是可以充饥的，但并不怎么美味，吃不完也不会留着。为了和矿物药的禹余粮相区别，本草记载时，常常称之为"草禹余粮"。

藏器曰：草禹余粮生海畔山谷。根如盏连缀，半在土上，皮如茯苓，肉赤味涩。人取以当谷食，不饥。

——《本草纲目·草部·土茯苓》

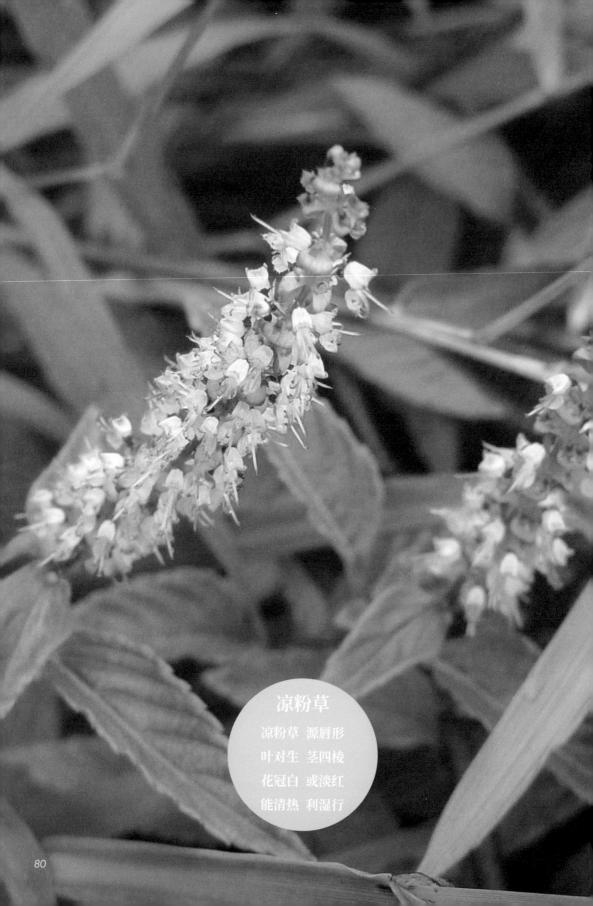

凉粉草

凉粉草 源唇形
叶对生 茎四棱
花冠白 或淡红
能清热 利湿行

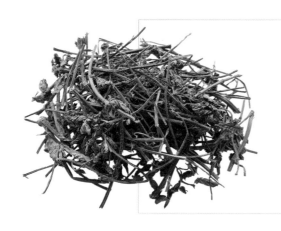

性味　甘、淡，凉

功效　清热利湿、凉血消暑

基原　唇形科植物凉粉草
Mesona chinensis Benth.
的干燥全草

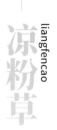

凉粉草
liangfencao

　　说起凉粉，西北、西南地区的人说，我们加上各种香辣的作料，非常好吃。岭南地区的人说，凉粉应该加蜂蜜、炼奶，或者果汁、果粒才对。实际上呢，大家说的是完全不同的凉粉。西北、西南以豌豆、绿豆淀粉等熬制凉粉，咸着吃；岭南的凉粉，却是用凉粉草和米浆制成的，甜着吃，和闽南人的烧仙草从做法、原料、口感均最为相似。凉粉草又名仙草。

　　在龟苓膏里，凉粉草一部分起着赋形剂的作用，另一部分，凉粉草本身也有药效，能消暑、清热、凉血、解毒，主要用于治疗中暑、糖尿病、黄疸、风火牙痛以及烧烫伤等。

凉粉是古代岭南人消暑的佳品

　　古时候的人没有冰箱，北方人会挖冰窖，把冬天的冰存到夏天，用来解暑。南方的冬天不会下雪，夏天还特别热。还好有凉粉草，可以做出冰冰凉凉的凉粉，让岭南人也能在炎炎夏日感觉到一丝丝清凉。

　　《本草纲目拾遗》引《职方典》，说"其坚成冰"，形象地描绘了凉粉的形态。

茎叶秀丽，香似檀藿，以汁和米粉食之止饥。山人种之连亩，当暑售之。

——《本草纲目拾遗·草部·仙人冻》

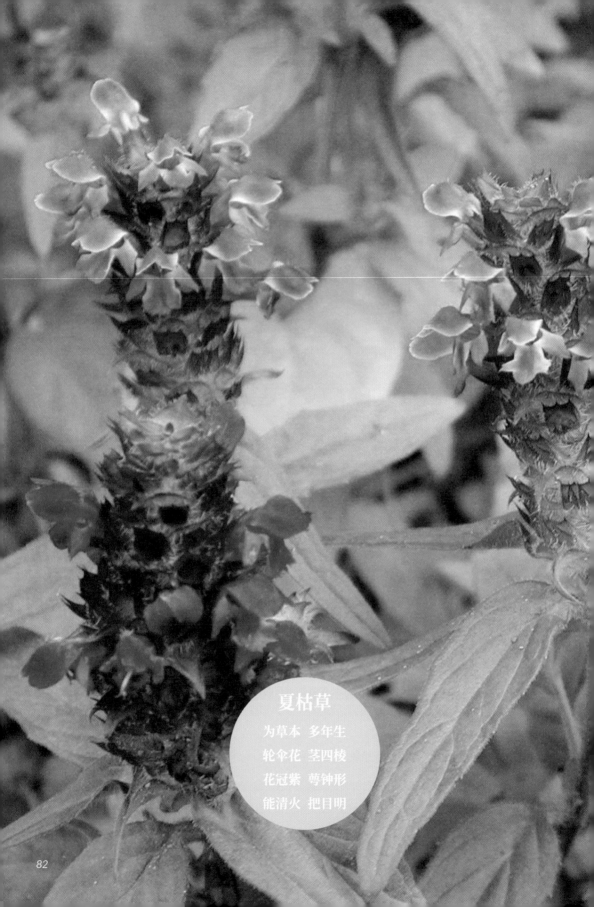

夏枯草

为草本　多年生
轮伞花　茎四棱
花冠紫　萼钟形
能清火　把目明

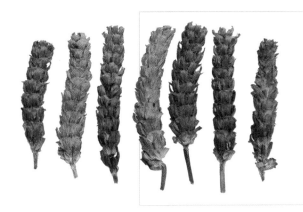

性味 辛、苦，寒

归经 肝经、胆经

功效 清火、明目、
散结消肿

基原 唇形科植物夏枯草
Prunella vulgaris L.
的干燥果穗

夏季，是草木生长最为旺盛的时候。然而，有一种草，一到夏至，便枯黄了，它就是夏枯草。花期时，植株的顶端是轮状花序密生形成的花穗，一朵朵紫色的唇形小花从花穗中伸出，格外美丽。

夏枯草是许多凉茶都会用到的原料之一，例如王老吉、夏桑菊饮。夏枯草能清肝泻火、明目、散结消肿，对于目赤肿痛、目珠夜痛、头痛眩晕、瘰疬等效果极佳。

夏枯草也是好吃的野菜

夏枯草冬至生，夏至枯，因此而得名"夏枯草"。它是真正的枯萎吗？并不是。夏至时，夏枯草进入果期，紫色小花枯萎脱落，花穗也变黄了，好似枯萎了一般，实际上，是花穗变成了果穗而已。

春天时，田野里很多夏枯草的嫩苗。《本草纲目》记载，夏枯草的嫩苗可以作菜。春季万物生发，肝气上扬，清肝热的夏枯草苗入膳，是再合适不过的食疗了。

嫩苗瀹过，浸去苦味，油盐拌之可食。

—— 《本草纲目·草部·夏枯草》

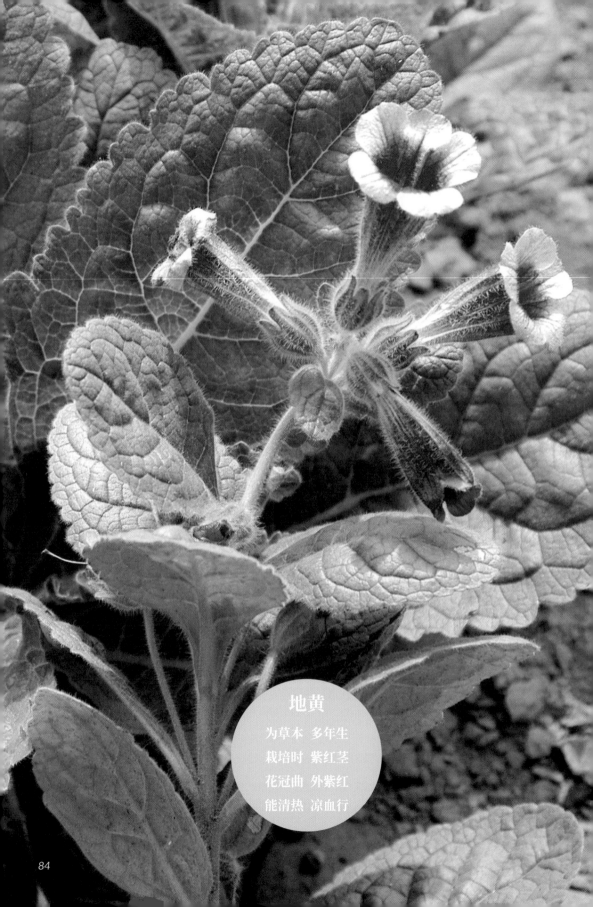

地黄

为草本 多年生
栽培时 紫红茎
花冠曲 外紫红
能清热 凉血行

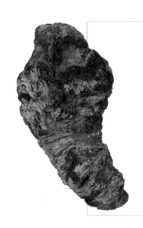

性味　甘，寒

归经　心经、肝经、肾经

功效　清热凉血，
　　　养阴生津

基原　玄参科植物地黄
　　　Rehmannia glutinosa Libosch.
　　　的干燥块根

大明曰：生者以水浸验之。浮者名天黄，半浮半沉者名人黄，沉者名地黄。入药沉者为佳，半沉者次之，浮者不堪。

——《本草纲目·草部·地黄》

白居易在《春寒》一诗中写道："今朝春气寒，自问何所欲。苏暖薤白酒，乳和地黄粥。"苏轼的《小圃地黄》又说："地黄饲老马，可使光鉴人。"地黄的滋养效果自古便得到了很多人的认可。

地黄采收后晒干，得生地黄，如果再反复蒸制、干燥，便得熟地黄。中医药文献汗牛充栋，经典方数不胜数，其中，经典中的经典当属六味地黄丸了。该方来源于宋代著名儿科医生钱乙，由《金匮要略》的崔氏八味丸（即今金匮肾气丸）化裁而成。方中君药为熟地黄，性微温，具有补血滋阴，益精填髓的功效。地黄是中药中生熟异治的典型代表，生地黄性寒，能清热凉血、养阴生津，在凉茶中使用非常合适。

地黄的品质如何判断

判断中药的品质优劣是门学问，《中华人民共和国药典》是用来控制中药品质的国家法定标准。古时候，有很多快速准确判断中药品质的方法，除了眼看、口尝、鼻嗅、手摸，古人还喜欢用水试法、火试法。

地黄就是一个水试法判断品质的很好案例。《本草纲目》里说"入药沉者为佳"，还说，能沉水的才配得上"地黄"这个名字呢！

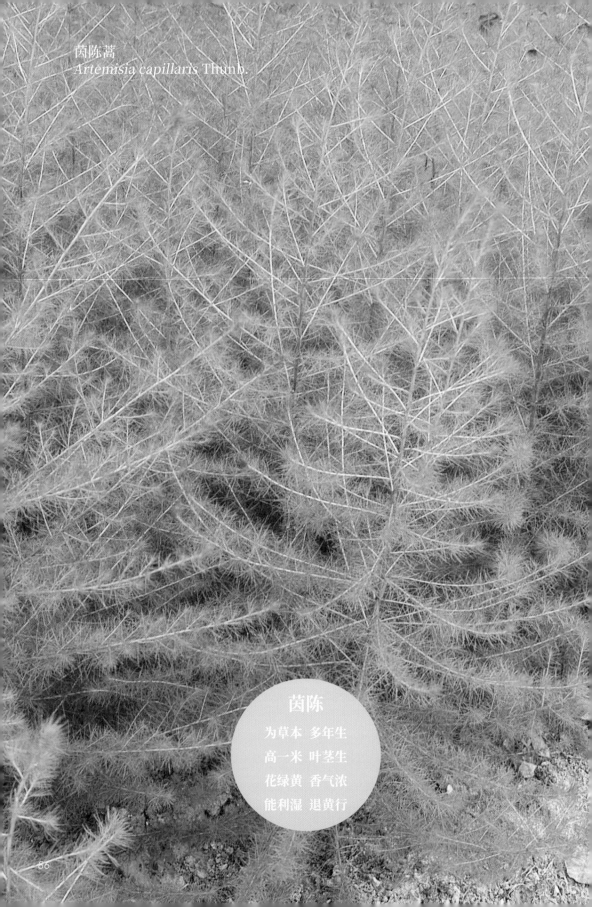

茵陈蒿
Artemisia capillaris Thunb.

茵陈

为草本　多年生
高一米　叶茎生
花绿黄　香气浓
能利湿　退黄行

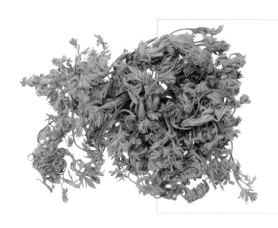

茵陈

性味	苦、辛，微寒
归经	脾经、胃经、肝经、胆经
功效	清热利湿、利胆退黄
基原	菊科植物滨蒿
	Artemisia scoparia Waldst. et Kit.
	或茵陈蒿 *Artemisia capillaris*
	Thunb. 的干燥地上部分

民谚有云："三月茵陈四月蒿，五月茵陈当柴烧"，讲的是茵陈的采收季节非常重要，要农历三月采最好，到了五月，茵陈太老，只能当柴烧了。"棘树寒云色，茵陈春藕香"，唐代诗人杜甫，把茵陈的香味比作莲藕，不禁让人垂涎。

三月采的茵陈，全体密被白色茸毛，绵软如绒，清香，习称"绵茵陈"。作为利胆的要药，绵茵陈能清利湿热、利胆退黄，对黄疸尿少、湿温暑湿、湿疮瘙痒等药到病除。

茵陈入馔有菜谱

在古代，饥荒时有发生，为了应对，野菜时不时都会粉墨登场。大部分野菜，其实滋味并没有那么好。要填饱肚子，人们总能想到合适的烹制方法。

茵陈苗，本身有一些苦味。李时珍在《本草纲目》里推荐了淮扬人的菜谱，把茵陈苗和面粉一起，做成茵陈饼来吃。

今淮扬人，二月二日犹采野茵陈苗，和粉面作茵陈饼食之。

——《本草纲目·草部·茵陈蒿》

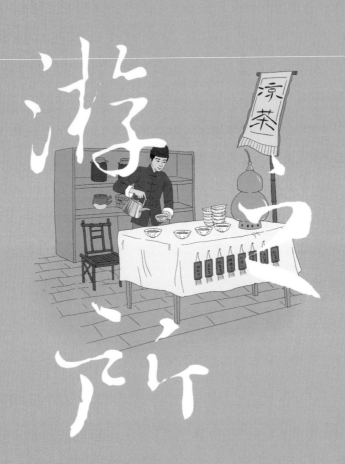

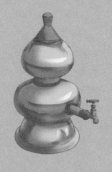

畅游广东
中医药文化

PART 3

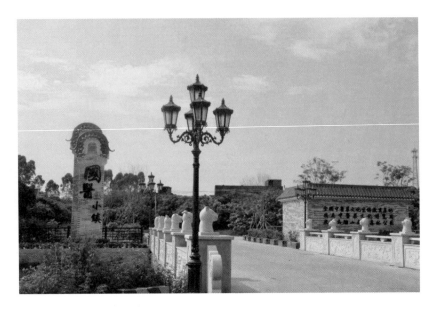

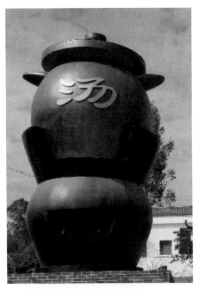

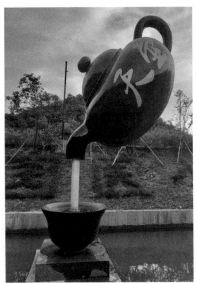

岭南国医小镇

简介

  国医小镇位于广州市从化太平镇格塘村，总规划面积 1 万亩，总投资 40 亿元人民币，项目以中医药文化为核心，融合中医药文化健康旅游、中医药生态养生、中医药科普教育于一体。建设有三大主体："岭南中草药文化博览园"、"广东马骝山南药森林公园"（在建）、"岭南民俗民宿文化村"（在建）。

  岭南中草药文化博览园以弘扬中医药历史文化为主题，目前被评为全国中医药文化宣传教育基地。建设有多项中医药文化景点和园林景观，供游客观光、体验、学习。内容包括：中医药历史文化浮雕景观长廊（于 2017 年 11 月 26 日荣获"最长的砂岩深浮雕"吉尼斯世界纪录称号，是目前世界上最长的中医药历史文化浮雕）、国医园、百草园、四季本草花海、北回归线十里健康长廊、国学国医大道、中草药种质种苗繁育基地、中医药文化博览中心等。

地址

  广州市从化太平镇神岗格塘村 8 号

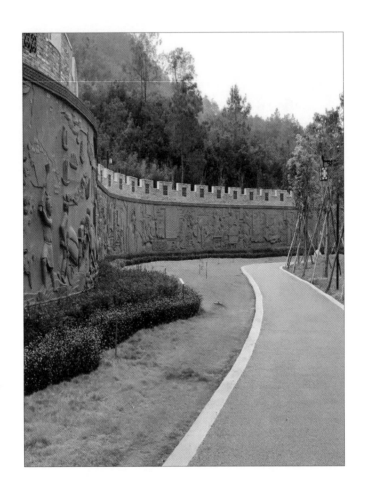

岭南中医药文化博览园
——中医药历史文化浮雕长廊

　　全长 1028 米，是目前世界上最长的中医药历史文化浮雕，并荣获"最长的砂岩深浮雕"吉尼斯世界纪录称号。内客依据《史记》《辞海》《中国医学通史》《中医史》等史料，经十数位中医史学专家把关修订，结合每个历史时期中医的新发现及社会文献，把事件和人物的背景与环境、叙事情节的连续与转折、不同时空视角的自由切换、复杂多样事物的穿插和重叠展现，将中医药文化的历史重点展现出来。

　　长廊以中华中医药五千年历史发展为主线，分 12 个时期展示：原始人类时期、夏商西周时期、春秋战国时期、秦汉时期、三国两晋南北朝时期、隋唐五代时期、两宋时期、辽夏金元时期、明朝时期、清朝时期、近代、现代，长廊涉及人物超过 1400 余人，中医典故 340 余例，涉及中医典籍 120 多部。

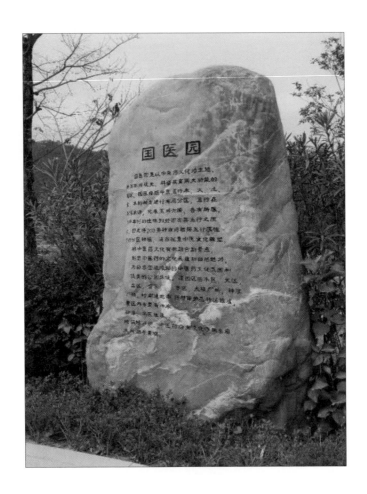

岭南中医药文化博览园
——国医园

　　国医园是以中医药文化为主题，并集休闲观光、科普教育两大功能的园区，园区按照中医五行木、火、土、金、水的概念进行布局分区，五行在人体来讲，代表五脏六腑，各有所属。然而中草药的性味归经亦有其五行之属性，因此将200多种南药根据五行属性进行分区种植，适当配置中医文化雕塑，将中医药文化有机融合到景点，彰显中医药的文化底蕴和自然魅力，为游客营造浓郁的中医药文化氛围和优美的公园环境。

　　该园区由木区、火区、土区、金区、水区、太极广场、神农广场、岭南道地中药材保护品种区部分组成，景区内布置有广东粤十味药园（十大广药）、神农雕像、名医雕像、纯铜炼丹炉、中医药历史文化浮雕长廊、太极湖等景观。

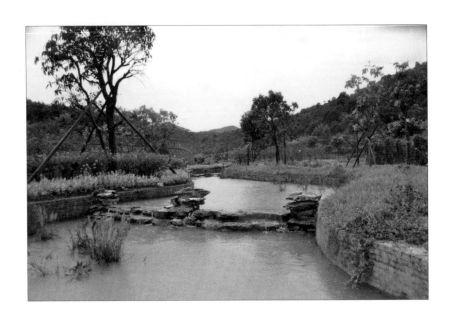

岭南中医药文化博览园
——百草园

　　百草园是以岭南中草药为主题的园区，园区按照中草药的不同功能分类，选择有代表性的中草药植物，展示植物的不同生态特征与药用价值，拓展中草药文化。

　　该园区由凉茶园、药蔬园、芳香园、护肤园、毒草园、青蒿园以及岭南药用植物园组成，园区内种植1300多种岭南中草药，百草园不仅可为游客提供中医药文化体验、中草药知识科普，还能作为中草药种质资源保育基地以及大学生药用植物学野外实习基地。

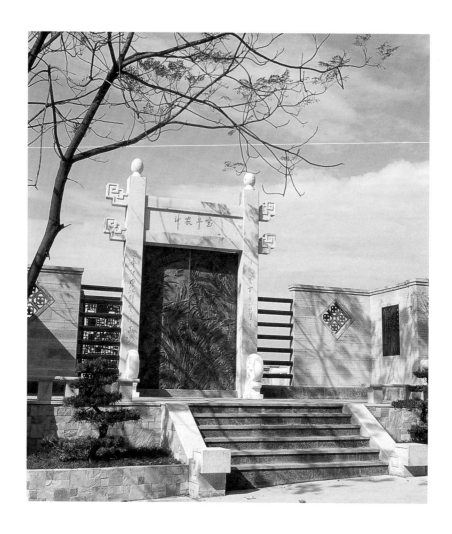

广州神农草堂中医药博物馆

简介

博物馆占地 25300 ㎡，园内种植了 1300 余种来自南、北各方的药用植物。全国首家融"天然"和"文化"于一体，采用园林式设计和"堂中有园，园中有宫，宫中有馆"的整体布局，将中医药历史文化陈列展示与原生态中草药种植有机结合起来，展示了中华中医药文化、岭南中医药文化、大南药文化、凉茶文化等丰富的中医药文化内涵。

免费开放（周一闭馆），微博、微信公众号、百度数字博物馆（网页版和移动版）、驴迹导览等平台均已入驻，已获国家 AAAA 级景区、全国中医药文化宣传教育基地、全国科普教育基地、全国中小学生研学教育基地、国家中医药健康旅游示范基地等认定。

地址

广东省广州市白云区沙太北路 389 号

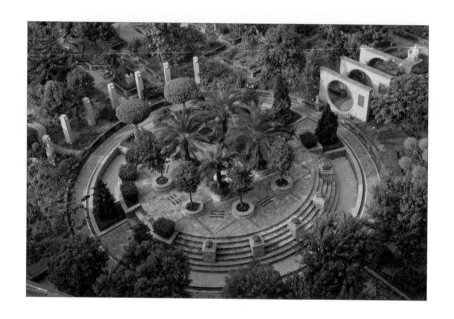

广州神农草堂中医药博物馆
——中华医药园

　　中华医药园占地 3000 多平方米，综合运用浮雕、景墙、实物标本、仿真药具、生态种植以及多媒体等多种表现手法，通过划分不同的区域进行展示：中医药历史展示部分设置了中医药历史、中药老字号、白云山和黄名优产品等多个主题；中草药种植部分按照公司产品用药材、广东地道药材、岭南习用草药、毒性药材、其他常用中药材等多个主题布展。

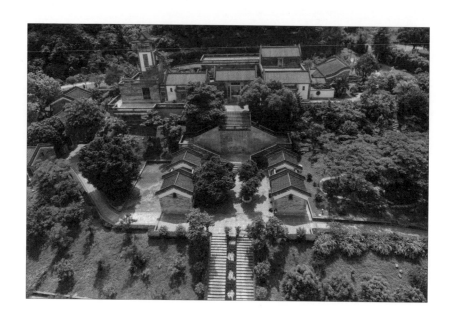

广州神农草堂中医药博物馆
——岭南医药园

　　岭南医药园总用地面积约为 22000 ㎡。岭南医药园展示的内容主要包括岭南医药、中医药养生、药食同源文化及药用植物种植等四个方面。特设岭南宫和松乔宫，突出展示岭南中医药发展史和中医药养生文化。园内还设有百丈青龙画廊、逍遥馆、蹴鞠互动场、名方廊等特色景点，并种植 1000 余种药用植物。需要指出的是，白云山和黄通过对岭南医药园的建设，对岭南医药作了比较系统的总结，提出了"大南药"的概念，将岭南医药提到一个新的高度，岭南医药园成为一个体现岭南特色的中医药健康文化自然山水园林。

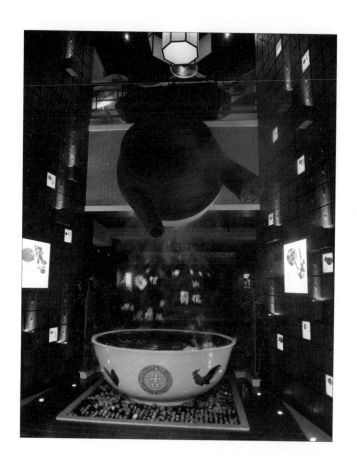

广州神农草堂中医药博物馆
——王老吉凉茶博物馆

王老吉凉茶博物馆用"吉源访胜"溯源篇、"吉名远播"兴起篇、"吉味新章"创新篇、"吉号流芳"繁盛篇、"吉本究理"原理篇及"吉航致远"展望篇等六大部分详细展示了我国凉茶的起源传承过程和王老吉190多年的发展历史,已成为展示和传承中华凉茶文化的重要窗口,也将成为促进凉茶文化事业发展的重要阵地和开展国际凉茶文化交流的重要平台。

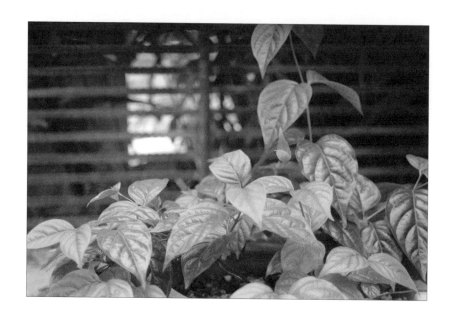

广州神农草堂中医药博物馆
——神农草堂

神农草堂园区内引种栽培的药用植物达 1024 种，是名副其实的药林群英会。分为中成药产品药材区、常用药材区、广东地道药材区、岭南习用草药区、毒性药材区、珍稀植物区、国际"嘉宾"区等，根据药用植物特点巧妙布局，再将欣赏植物禾雀花、一帘幽梦等点缀其中，观叶赏花，四时不断。

园区还引进毒性药材断肠草、见血封喉等，引进国际"嘉宾"胖大海、咖啡树、神秘果等，引进珍稀植物桫椤、德宝苏铁等，为游客揭开神秘的面纱。

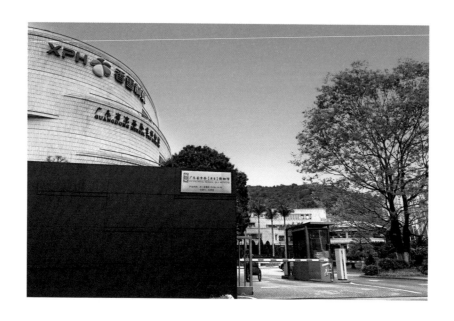

广东省凉茶博物馆

简介

博物馆分为室内、户外两个部分，总占地面积约 21500 米^2。室内展馆设有"凉茶典故区、配药区、药材气味辨别区、养生运动体验区、现代凉茶展示区、珍贵药材展示区、游客互动区"等 20 个展区；室外芳香药用植物园，种植有 300 多种有药用价值（凉茶原料）、观赏价值的乔木、灌木和地被植物等。广东凉茶博物馆重在传播岭南凉茶文化知识，增进人们对广东凉茶历史的了解，增强市民对保健养生方面的知识和意识。

免费开放。是国家 AAA 旅游景区、广东省青少年科普教育基地、广东省药品安全宣传示范基地、广州市科普基地。

地址

广东省广州市萝岗区科学城金峰园路 2 号

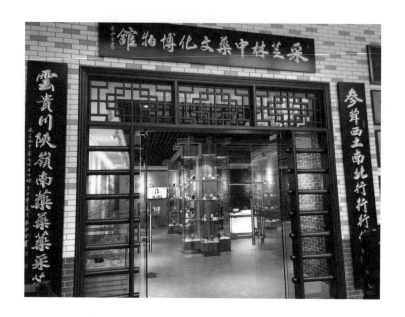

采芝林中药文化博物馆

简介

　　博物馆占地 600 米 ^{2}，各类标本达 5000 多种。设有六大功能展区，包括：贵细中药材展区、中药炮制文化展区、采芝林门店旧貌展区、森林和海洋主题生物药展区、动物骨骼展区以及中药功效及真伪鉴别展区。融科学性、知识性、趣味性、系统性为一体，营造中药文化学习氛围，突出传统中药文化知识，展现"大南药"特色，是集文化、教学、娱乐于一体的中药文化大观园。

　　每周二、周五免费开放。是广州市科学技术普及基地、广东省青少年科技教育基地、全国科普教育基地。

地址

　　广州市荔湾区芳村大道西塞坝路 12 号

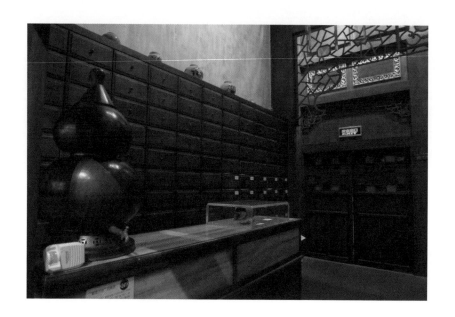

广东省博物馆中草药分馆

简介

分馆占地 4000 米^2，主要展示腊叶标本、包埋标本、塑化标本等不同类型的标本。分为岭南道地药材和民间药材展区、百草堂等，并通过广东医事、百草堂等场景使参观者了解广东独特的中医药文化，以及广东中药老字号企业文化，反映了与百姓生活息息相关的博大精深的中医药文化。

免费开放，领票参观。开通网址、微信平台，举办基本陈列和临时性大型展览，是国家一级博物馆。

地址

广东省广州市天河区珠江新城珠江东路 2 号

广东汤茶本草
结构化思维导图

广东汤茶文化
├─ 煲汤文化
│ ├─ 靓汤里的春夏秋冬
│ └─ 靓汤里的男女老幼
└─ 凉茶文化
   └─ 五花茶与龟苓膏

春·粉葛赤小豆煲鲮鱼	粉葛
	赤小豆
	陈皮
	蜜枣
夏·霸王花罗汉果煲龙骨	霸王花
	罗汉果
秋·太子参百合无花果煲猪肺	太子参
	百合
	无花果
冬·胡椒煲猪肚	胡椒

男·党参粉葛麦冬猪骨汤	党参
	麦冬
女·当归补血汤	当归
	黄芪
老·三七煲鸡汤	三七
幼·糯稻根泥鳅汤	糯稻根

五花茶	菊花
	木棉花
	金银花
	槐花
	鸡蛋花
龟苓膏	龟甲
	土茯苓
	凉粉草
	夏枯草
	地黄
	茵陈

"本草博物"简介

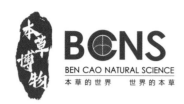

传承本草文化
弘扬博物精神

什么是"本草博物"

"本草博物"以"传承本草文化，弘扬博物精神"为愿景，将东方"本草学"与西方"博物学"相融合，传播中医药文化的哲学思想，推广自然教育的科学思维，凝聚中国传统文化价值。

近年来，国家越来越重视推动中医药文化传承，推动中医药和西医药相互补充，推动中医药走向世界。其中，中医药文化进校园，成为弘扬和传承中华优秀传统文化、普及中医药文化知识、提升学生文化自信与健康素养的重要措施，得到了社会各界的支持。

本草学与博物学的融合，打破了医学的界限，不仅有利于多学科融合发展，而且还能拉近公众与本草、中医的距离，本草不再只是医学生手中的教科书，它们也可以成为大众的博物读本。

发展愿景

顺应国家战略规划和行业发展趋势，传递"本草的世界 世界的本草"的核心理念，围绕"生活无处不本草"，实现"点燃、唤醒、使命、传承"，形成集政府部门和行业协会指导、多行业企业单位深入参与、课内科普课外研学为一体，打造"线上＋线下"传媒生态业务布局，助力本草文化传播再上新台阶。

通过"本草＋博物""教育＋研学""科普＋艺术"的三线模式，面向两岸三地的大、中、小学生以及海外华文学校，提供更专业优质的服务体验和发展平台。从博物学世界，展现《本草纲目》的历史积淀和当代意义，立足于具有药食同源功效的植物、动物、矿物，深度挖掘"本草博物科普教育"的产业价值，构建包括：本草博物学堂、本草博物社团、本草博物生态教育基地、"本草博物杯"大中小学校际联赛、本草博物跨界联盟等模式，转型突破、创新发展，助力本草文化传播再上新台阶。

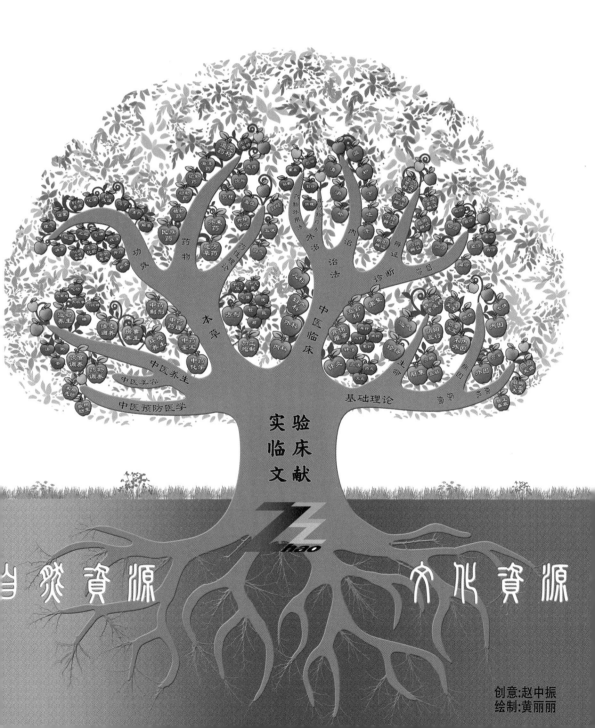

"本草博物"理念：
本草的世界　世界的本草
由世界著名本草学家赵中振教授提出

创意:赵中振
绘制:黄丽丽

特别鸣谢

暨南大学药学院
暨南大学华文学院
暨南大学岭南传统中药研究中心
暨南大学"一带一路"与粤港澳大湾区研究院
香港浸会大学中医药学院
中山大学药学院
广东药科大学
广东食品药品职业学院
广东省中药研究所
广东省药检局
广东云浮市中医药局
广州中医药发展基金
深圳市宝安纯中医治疗医院
粤港澳大湾区本草时光研学基地
广州岭南国医小镇
广州神农草堂中医药博物馆
六就好研学基地
李时珍纪念馆
北京周氏时珍堂中医药文化博物馆
北京延庆·柳沟艾草堂
绿骑士
修福第山西三益书院文化有限公司
修福第北京三益祥文化有限公司
潘鹤艺术馆（罗浮山）太田乡村艺术基地
北京师范大学大亚湾实验学校
北京师范大学青岛附属学校

广东省博物馆
广东省凉茶博物馆
采芝林中药文化博物馆
北京中医药大学博物馆
北京中医药养生保健协会
北京食品科技管理人才协会
中国药膳研究会
广州共青团
广州天河港澳青年之家
深圳市上庚文化传播有限公司
深圳本草时光文化传播有限公司
广州天华甘宝（国际）投资有限公司
广州百彤文化传播有限公司
三宽教育科学研究院（北京）公司
北京校外慧博文化发展中心
北京妙淘信息技术有限公司
北京本草博物教育科技有限公司
北京正德映画文化传媒有限责任公司
香港东方仁教育科技有限公司
扬州市迈腾电气有限公司
森雅文化（香港）
玉美集团
《家族企业》杂志
本草博物协会
本草读书会